HEFEPILZE ALS KRANKHEITSERREGER BEI MENSCH UND TIER

VORTRÄGE UND DISKUSSIONSBEMERKUNGEN DER
2. WISSENSCHAFTLICHEN TAGUNG DER DEUTSCHSPRACHIGEN
MYKOLOGISCHEN GESELLSCHAFT IN HAMBURG AM 18. MÄRZ 1962

HERAUSGEGEBEN VON

PRIV.-DOZENT DR. CARL SCHIRREN
UNIVERSITÄTS-HAUTKLINIK HAMBURG-EPPENDORF

UND

DR. HANS RIETH
HAMBURG

MIT 48 TEXTABBILDUNGEN

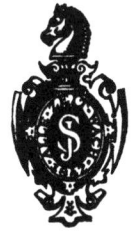

SPRINGER-VERLAG
BERLIN · GÖTTINGEN · HEIDELBERG
1963

ISBN 978-3-540-02998-4   ISBN 978-3-642-86989-1 (eBook)
DOI 10.1007/978-3-642-86989-1

Alle Rechte, insbesondere das der Übersetzung in fremde Sprachen, vorbehalten
Ohne ausdrückliche Genehmigung des Verlages ist es auch nicht gestattet, dieses
Buch oder Teile daraus auf photomechanischem Wege (Photokopie, Mikrokopie)
oder auf andere Art zu vervielfältigen

© by Springer-Verlag OHG. Berlin · Göttingen · Heidelberg 1963

Library of Congress Catalog Card Number 63—14 001

Die Wiedergabe von Gebrauchsnamen, Handelsnamen, Warenbezeichnungen usw.
in diesem Werk berechtigt auch ohne besondere Kennzeichnung nicht zu der
Annahme, daß solche Namen im Sinn der Warenzeichen- und Markenschutz-
Gesetzgebung als frei zu betrachten wären und daher von jedermann benutzt
werden dürften

Vorwort

Am 18. März 1962 fand unter der Tagungsleitung von Prof. Dr. Dr. J. KIMMIG in Hamburg die zweite wissenschaftliche Zusammenkunft der Deutschsprachigen Mykologischen Gesellschaft — Vorsitzender: Prof. Dr. H. GÖTZ — statt. Als Hauptthema war „Hefepilze als Krankheitserreger bei Mensch und Tier" gewählt worden. Diese Fragestellung greift weit über das Fachgebiet Dermatologie hinaus. Alle anderen Disziplinen der Medizin und insbesondere die Veterinärmedizin stehen den gleichen oder ähnlichen Problemen gegenüber. Die Tagung hatte es sich daher zur Aufgabe gemacht, die Arbeitsergebnisse der verschiedenen Fachrichtungen auf dem Gebiete der medizinisch wichtigen Hefen zusammenzutragen und im Rahmen einer breiten Diskussion einander gegenüberzustellen. Aus diesem Grunde wurde eine reine „Diskussionstagung" durchgeführt, um eine echte Aussprache zwischen den einzelnen Fachvertretern zu ermöglichen. Es wurden dementsprechend keine langen Grundsatzreferate gehalten, sondern kurze, prägnante, abrißartige Darstellungen, in denen nur das unbedingt wesentliche gesagt wurde. Dadurch konnte für die Diskussion viel Zeit und Raum gewonnen werden.

Die Thematik der Tagung ist aufgegliedert nach den diagnostischen und therapeutischen Gesichtspunkten der durch Hefepilze bedingten Erkrankungen. So sind an den Anfang Fragen der Nomenklatur und der Diagnostik gestellt. Einen breiten Raum nehmen die Hefen auf der Haut und bei Nagelveränderungen ein. Cryptococcus-neoformans-Infektionen werden aus verschiedenen Positionen untersucht. Die generalisierten Candida-Mykosen, die Lungenmykosen und die Therapie derartiger Erkrankungen werden von Dermatologen, Internisten, Pathologen und Biologen eingehend behandelt. Es folgen zum Abschluß Ausführungen über therapiebedingte Hefebesiedelung des Organismus sowie die Bedeutung der Hefen in der Veterinärmedizin, Ophthalmologie, Gynäkologie, Geburtshilfe und Zahnmedizin.

Der vorliegende Bericht soll dem Leser einen unmittelbaren Eindruck vom Ablauf dieser Tagung vermitteln und ihn über die neuzeitlichen Auffassungen zur Frage der Hefepilze als Krankheitserreger bei Mensch und Tier sowie über die Therapie dieser Erkrankungen mit Nystatin und Amphotericin B orientieren.

Es ist uns ein besonderes Anliegen, an dieser Stelle Prof. Dr. H. SCHUERMANNs (Bonn) zu gedenken, von dessen plötzlichem Ableben wir während der Drucklegung des Berichtes erfuhren. Seine aktive Teilnahme an der Tagung sowie seine Aufgeschlossenheit für mykologische Probleme wirkten sich belebend auf die Diskussionen aus.

Hamburg, Herbst 1962   C. SCHIRREN   H. RIETH

Inhaltsverzeichnis

Vorwort III

A. Allgemeines und Diagnostik 1

Nomenklatur und Systematik hefeartiger Pilze und der zugehörigen Krankheitsbilder. Von Dr. H. RIETH, Hamburg. Mit 1 Textabbildung 1

Aussprache 3

Zur Identifizierung der Hefen im mykologischen Laboratorium. Von Dr. O. MALE, Wien 5

Hefediagnostik in der dermatologischen Praxis. Von Dr. C. G. SCHMÜCKING, Hamburg. Mit 4 Textabbildungen 6

Die Klassifizierung der verschiedenen Arten der Gattung Candida mit der „Amid-Reihe" nach BÖNICKE. Von Dr. M. K. MUFTIC, Borstel 9

Beitrag zur Prüfung der Assimilationsfähigkeit von Hefen. Von Dr. X. BÜHLMANN, Basel. Mit 1 Textabbildung 12

Untersuchungen zur Frage der Kreuzresistenz von Candida albicans gegenüber Nystatin, Amphotericin B und Trichomycin unter den Bedingungen der Warburg-Apparatur. Von Prof. Dr. J. MEYER-ROHN, Hamburg. Mit 3 Textabbildungen 14

Aussprache 17

B. Hefen auf der Haut 19

Zur Frage der Häufigkeit der Candida albicans in Hautläsionen. Von Prof. Dr. H. GÖTZ, Essen 19

Untersuchungen zur Verbreitung der Candida albicans. Von Priv.-Doz. Dr. G. POLEMANN, Köln. Mit 1 Textabbildung 21

Über die Zunahme der Candida-Infektionen im Inguinalbereich. Von Dr. M. REICHENBERGER, München 24

Seltene Hautlokalisationen der Candida-Mykose. Von Dr. D. JANKE, Fulda . . 26

Über das Vorkommen von Hefepilzen auf gesunder Haut. Von Priv.-Doz. Dr. C. SCHIRREN, Hamburg. 28

Fußmykosen durch Hefepilze im Industriebetrieb. Von Dr. P. HANSEN, Hamburg 29

Doppelinfektionen durch Hefen und Dermatophyten. Von Dr. A. R. MEMMESHEIMER JR., Hamburg 31

Aussprache 32

C. Hefen und Nagelmykosen 34

Paronychien im Gastwirtsgewerbe. Von Priv.-Doz. Dr. F. FEGELER, Dr. G. FORCK und Prof. Dr. P. JORDAN, Münster. Mit 4 Textabbildungen 34

Über die Bedeutung einer exakten Differenzierung der bei Nagelmykosen gezüchteten Hefepilze. Von Dr. W. KRUSPL, Wien 39

Die Lokalbehandlung chronischer Paronychien. Von Priv.-Doz. Dr. A. WINKLER, Hamburg 41
Aussprache 43

D. *Cryptococcosen* 45

Zum Vorkommen von Cryptococcus-Arten bei Stubenvögeln. Von Priv.-Doz. Dr. F. STAIB, Würzburg. Mit 2 Textabbildungen 45
Zur Behandlung der isolierten Cryptococcus neoformans-Infektion der Lunge. Von Dr. W. FAASS, Tönsheide. Mit 2 Textabbildungen 48
Zum Problem der Formvariationen von Cryptococcus neoformans bei isoliertem Lungenbefall. Von Dr. W. WESENBERG, Tönsheide. Mit 6 Textabbildungen . 52
Erfolgreiche Amphotericin B-Behandlung einer Cryptococcose der Haut und des Zentralnervensystems. Von Priv.-Doz. Dr. F. FEGELER und Dr. S. RITTER, Münster. Mit 2 Textabbildungen 58
Aussprache 62

E. *Generalisierte Candida-Mykosen; Therapie* 65

Klinische Beobachtungen bei zwei Kindern mit generalisierter Candida-Mykose. Von Dr. B. ROHDE, Hamburg 65
Zur Histologie des Candida-Granuloms. Von Prof. Dr. J. J. HERZBERG, Hamburg. Mit 2 Textabbildungen 67
Histologischer Nachweis von Hefen bei Hauterkrankungen. Von Dr. M. THIANPRASIT, Marburg/Lahn. Mit 1 Textabbildung 72
Gegen Hefen wirksame Antimykotica. Von Dr. W. MEINHOF, Hamburg 73
Endokarditis durch Candida parapsilosis; Behandlungsversuch mit Amphotericin B. Von Dr. H. J. SCHOLER, Priv.-Doz. Dr. F. GLOOR und Dr. L. DETTLI, Basel. Mit 5 Textabbildungen 78
Erfahrungen mit Amphotericin B bei Lungencandidiasis. Von Dr. E. OTT, Marburg/Lahn. Mit 1 Textabbildung 86
Zur Therapie interner Candida-Mykosen mit Amphotericin B. Von Priv.-Doz. Dr. W. ADAM, Tübingen 88
Aussprache 90

F. *Lungen-Mykosen* 92

Über die Bedeutung pathogener Hefen im Bronchialsystem. Von Dr. H. FRENZEL, Hamburg 92
Zum Bilde der chronischen Lungenmykose durch Candida-Arten. Von Dr. P. SKOBEL, Marienheide bei Köln. Mit 3 Textabbildungen 96
Das Röntgenbild bei Lungenmykosen. Von Priv.-Doz. Dr. H. BRAUN, Würzburg. Mit 3 Textabbildungen 100
Zur Differentialdiagnose Lungenmykose—Lungenfibrose. Von Dr. H. LIESKE und Dr. E. HAIN, Hamburg. Mit 2 Textabbildungen 103
Candida-Mykosen der Lunge mit besonderer Berücksichtigung der Serologie. Von Dr. D. JANKE, Fulda 106
Über Immunitätsreaktionen gegenüber Hefen. Von Dr. S. UECKERT, Berlin . . 107
Die Problematik der Pneumocystis carinii und der Pneumocystosen bei Mensch und Tier. Von Prof. Dr. G. PLIESS, Hamburg 108
Aussprache 110

G. *Therapiebedingte Hefebesiedlung; Hefen in der Tiermedizin* 113

Bemerkungen zur Frage einer Sproßpilz-Provokation durch Antibiotica. Von Priv.-Doz. Dr. W. ADAM, Tübingen. 113

Septische Candida-Mykosen durch direkte Inoculation der Erreger ins Blut. Von Dr. H. J. SCHOLER, Basel. Mit 3 Textabbildungen 115

Experimentelle Untersuchungen zur Beeinflussung der Sproßpilzflora von Hühnern durch Penicillin. Von Priv.-Doz. Dr. W. BISPING, Hannover 118

Hefen als Mastitis-Erreger bei Wiederkäuern. Von Dr. B. MEHNERT, München . 119

Hefemastitis beim Rind mit und ohne Zusammenhang mit antibiotischer Behandlung. Von Dr. H. J. SCHOLER, Basel 122

Pathogenitätsnachweis von Hefepilzen bei verschiedenen Tierarten. Von Priv.-Doz. Dr. C. SCHIRREN, Hamburg 125

H. *Hefen in der Augenheilkunde, Gynäkologie und Geburtshilfe, Zahnmedizin* . . 127

Die Bedeutung pathogener Hefepilze für die Augenheilkunde. Von Dr. D. H. HOFFMANN, Hamburg. Mit 2 Textabbildungen 127

Candida albicans- und Torulopsis glabrata-Befunde im Vaginalsekret und ihre Beurteilung. Von Dr. A. KAFFKA und Dr. E. RITSCHEL, Hamburg . . . 130

Über die Gefährdung der Neugeborenen durch die Besiedelung der mütterlichen Vagina mit Hefepilzen. Von H. MALICKE, Hamburg 132

Hefebefall der Mundhöhle unter Berücksichtigung therapeutischer Maßnahmen des Zahnarztes. Von Dr. H. P. DETERING, Hamburg. 134

Aussprache 135

I. *Filme* 136

Wachstum und Vermehrung von Cryptococcus neoformans und Trichosporon cutaneum. Von Dr. H. RIETH und Dr. W. MEINHOF, Hamburg, Dr. K. H. HÖFLING und H. H. HEUNERT, Göttingen 136

Übergang der Sproßpilzform von Candida albicans in die Fadenpilzform. Von Dr. H. RIETH, Hamburg, Dr. H. E. SCHREINER, Flensburg, Dr. W. MEINHOF, Hamburg, Dr. K. H. HÖFLING und H. H. HEUNERT, Göttingen . . . 136

Namenverzeichnis 137

Sachverzeichnis 140

A. Allgemeines und Diagnostik

Aus der Universitäts-Hautklinik Hamburg-Eppendorf
(Direktor: Prof. Dr. Dr. J. KIMMIG)

Nomenklatur und Systematik der hefeartigen Pilze und der zugehörigen Krankheitsbilder

Von

H. RIETH, Hamburg

Mit 1 Abbildung

Die Benennung der Pilze ist eine Frage, die seit über 100 Jahren in allen Sprachgebieten die Gemüter bewegt hat. Die hefeartigen Pilze, insbesondere z. B. Candida albicans mit über 100 verschiedenen Namen, standen dabei an der Spitze einer beinahe babylonischen Sprachverwirrung.

Seit einiger Zeit bahnte sich jedoch eine Entwicklung an, die bereits die ersten Früchte trägt. Innerhalb einzelner Sprachgebiete findet eine Ausrichtung nach internationalen Regeln statt, so daß der Zeitpunkt für ein Abkommen über eine allgemein anerkannte Nomenklatur sowohl der Krankheitsbilder als auch der jeweiligen Erreger näherrückt.

Die heute gültigen Namen der wichtigsten für Mensch und Tier pathogenen Pilze, insbesondere auch der hefeartigen Organismen, sowie die gebräuchlichsten Bezeichnungen der zugehörigen Krankheitsbilder sind in der Abb. 1 zusammengestellt. Diese Zusammenstellung ist als Diskussionsgrundlage gedacht und als Anregung und sei mit dem Vorschlag verbunden, einen *Arbeitskreis für Nomenklatur und Systematik* zu bilden, der innerhalb der Deutschsprachigen Mykologischen Gesellschaft alle diese Fragen fortlaufend bearbeitet.

Dr. HANS RIETH,
Univers.-Hautklinik,
2 Hamburg-Eppendorf

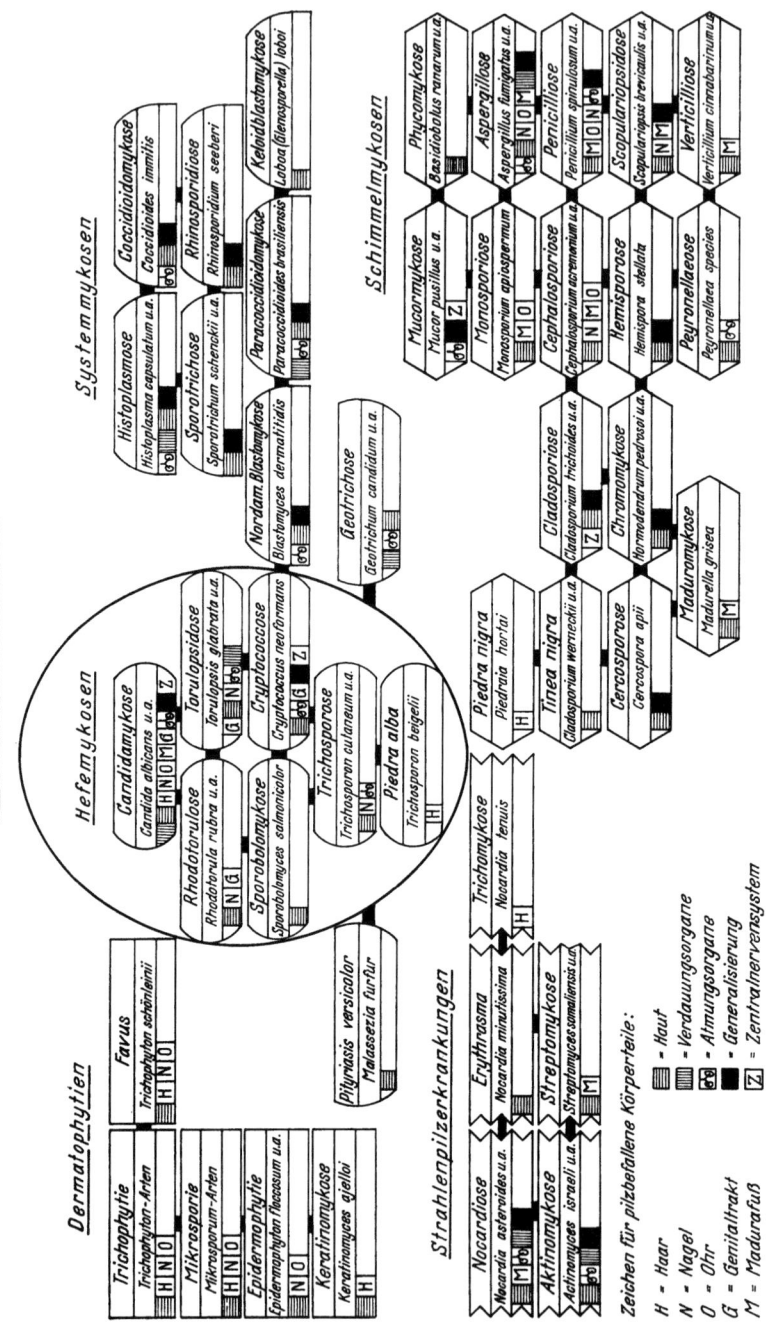

Abb. 1. Einteilung der Mykosen und ihrer Erreger

Aussprache

Herr NAUMANN (Hamburg):

Die von Herrn RIETH geforderte Neubearbeitung der Systematik und Nomenklatur der Hefen sollte sich nicht nur auf die klassischen Kriterien der Morphologie und Stoffwechselleistung stützen, sondern gleichwertig die von TSUCHIYA, Tokyo, durchgeführten Untersuchungen über den Antigen-Aufbau der Hefen berücksichtigen. Nach den bisher vorliegenden Mitteilungen sowie einem ersten persönlichen Eindruck scheint die Differenzierung auf Grund der Antigen-Struktur ein außerordentlich erfolgreiches Verfahren zu sein, das — in gewisser Analogie zur Diagnostik der Salmonellen — möglicherweise eine völlig neue Basis für die Bestimmung der Hefen schafft. Mit diesem Hinweis soll zugleich die Frage verbunden werden, wieweit im Kreis der Anwesenden bereits eigene Erfahrungen mit den serologischen Methoden nach TSUCHIYA vorliegen.

Herr RIETH (Hamburg):

Wir haben an der Hamburger Hautklinik die serologischen Untersuchungen von TSUCHIYA teilweise nachgeprüft — er selbst ist vor einigen Jahren hier gewesen und hat uns eine größere Anzahl von Seren überlassen — und seine Ergebnisse voll bestätigen können. Selbstverständlich sollten auch diese serologischen Merkmale der Hefepilze bei einer Nomenklaturrevision berücksichtigt werden.

Herr KIMMIG (Hamburg):

Für die Arbeit der Nomenklatur-Kommission müssen alle modernen Untersuchungsergebnisse herangezogen werden.

Herr WINDISCH (Berlin):

Die Nomenklaturfragen müssen selbstverständlich überarbeitet werden; das ist ganz klar. Wir müssen uns allerdings darüber klar sein, daß die Nomenklaturbearbeitung niemals aufhören wird. Wenn man die in der Literatur ziemlich klaren Fälle einmal durchgearbeitet hat, dann ist bis dahin durch die inzwischen neu angefallene Literatur genügend Unklarheit geschaffen worden, da zahlreiche neue Arten inzwischen neu beschrieben sind, die sich z. T. allerdings bei einer Nachprüfung als identisch mit bereits bekannten Arten herausstellen können. Daher sollte jeder, der eine neue Art beschreiben will, sich dieses sehr genau überlegen, da vielfach zur Kennzeichnung von Arten Merkmale beschrieben werden, die einer genauen Nachprüfung nicht standhalten. Dazu gehören insbesondere solche beliebten Merkmale wie: Temperaturverhalten, p_H, Resistenz gegen irgendwelche Sachen — das sind keine Merkmale, die sich auf die Dauer bei Pilzen aufrecht erhalten lassen.

Herr KALKOFF (Freiburg):

Botanisch stimmen verschiedene aus Epidermophytien gezüchtete Pilze mit solchen aus Trichophytien überein und werden deshalb ungeachtet der von ihnen ausgelösten Krankheitserscheinungen seit einigen Jahren dem Sinn der ursprünglichen Namengebung zuwider als Trichophyton (ursprünglich doch Haarpilz!) bezeichnet. Das Interesse des Klinikers gilt aber nicht so sehr den mikromorphologischen Merkmalen eines Pilzes, sondern den Krankheitserscheinungen und diese werden von biologischen Eigenschaften (und nicht von mikromorphologischen!) geprägt. Vielleicht liegt die zu verschiedenartigen Krankheitsbildern führende unterschiedliche Keratinophilie verschiedener botanisch bzw. mikromorphologisch identischer Pilzstämme darin begründet, daß durch die häufige Übertragung von Mensch zu Mensch „humane" Stämme entstanden sind, die sich in ihren biologischen Eigenschaften von botanisch identischen, frisch vom Tier auf den Menschen übertragenen ihm nicht angepaßten „animalen" Stämmen dieses Pilzes unterscheiden.

„Humane" Stämme lösen Epidermophytien aus, während „animale" Stämme mit gleichen mikromorphologischen Merkmalen auch in das Haar eindringen und deshalb Trichophytien erzeugen. Ein Pilzstamm, der obligat ein anderes Krankheitsbild auslöst als ein solcher mit gleichen mikromorphologischen Eigenschaften, verdient eben auf Grund dieses besonderen biologischen Verhaltens aus der Sicht des Klinikers heraus eine besondere Kennzeichnung. Dem steht allerdings die Tatsache gegenüber, daß als Kriterium für die Einteilung mikromorphologische Merkmale benutzt werden. Da dieses Ordnungsprinzip aber — selbst wenn es sich für klinische Zwecke nicht immer als geeignet erweist — beibehalten werden muß, müßte uns aber wenigstens bewußt sein, daß ein „Trichophyton" rubrum aus einer Epidermophytie eben doch etwas anderes ist als ein Trichophyton rubrum aus einer Trichophytie und daß durch die als Ausweg versuchte Lösung, von „Tinea" anstelle von Epidermophytie und Trichophytie zu sprechen, eine im klinischen Gebrauch bewährte nosologische Ordnung aufgegeben wird und klinische Unterschiede verwischt werden.

Besser wäre es vielleicht, für Trichophyton eine andere Bezeichnung zu wählen und die klinische Terminologie beizubehalten.

Eine wirkliche befriedigende Lösung scheint es aber nicht zu geben und es war mein Anliegen, die Problematik herauszustellen, die sich aus der Verzahnung von botanischen Regeln, klinischen Bedürfnissen und historischen Belastungen für unsere Nomenklatur ergibt. Man sollte m. E. aber doch versuchen, bei Änderungen der Nomenklatur auch auf die Erfordernisse der Klinik und auf die Lehrbarkeit unseres Faches Rücksicht zu nehmen.

Herr LÖFFLER (Basel):

Entschuldigen Sie, wenn ich als Naturwissenschaftler in die Diskussion eingreife, aber ich habe mich viel mit Pilzen beschäftigt und ehe da eine Fehlmeinung zustande kommt, möchte ich bitten, daran zu denken, was Nomenklatur ist. Das ist gewissermaßen eine rein juristische Angelegenheit, denn der Name wird nicht nach Gesetzen, sondern nach Regeln festgelegt und es gibt einen juristisch definierbaren richtigen Namen — das ist ein Abkommen — nach dem hat man sich nach den geltenden Regeln zu einigen. Was die Vorredner meist diskutiert haben, sind rein systematische Fragen, die mit der Nomenklatur nichts zu tun haben. Wenn man Nomenklatur und Systematik vermischt und verwässert, dann leidet die Freiheit der Forschung. Die Nomenklatur legt nur die Benennungsregeln fest. C. albicans ist C. albicans, wenn man den Stamm mit dem Typus-Stamm identifiziert. Das ist der gültige Name. Es ist aber dem Ermessen jedes Forschers freigestellt, seine Merkmale als maßgebend oder artspezifisch hinzustellen oder zu betrachten; das ist eine Sache der wissenschaftlichen Überzeugungsfähigkeit und anderer Dinge — man muß dort Freiheit haben. In der Nomenklatur gibt es keine Freiheit, sondern da gibt es Regeln, nach denen man sich zu halten hat. Für die Forschung sind alle Freiheitsgrade erlaubt und notwendig, es gibt keine Einschränkung der Forschung. Man nimmt dabei in Kauf, daß es schlechte und gute Forscher gibt, daß es Fehlschlüsse gibt, diese Dinge sollten jedoch keinen Einfluß auf die Nomenklatur haben.

Die paradoxen Fälle — daß man Trichophyton nennen muß, was eine Epidermophytie hervorruft — lassen sich deshalb nicht vermeiden, weil die Benennung nach den Regeln der Priorität geht.

Herr RIETH (Hamburg):

Die Ausführungen von Herrn LÖFFLER bedürfen noch einer Ergänzung: Die Krankheitsbilder werden nicht nach internationalen Regeln benannt. Es gibt überhaupt keine Regeln für die Benennung von Krankheitsbildern. Uns interessiert aber auch besonders, wie die Krankheit genannt werden soll. Das trifft natürlich das, was

Prof. KALKOFF sagt. Um so wichtiger ist es daher, daß wir einen solchen Ausschuß bilden, um alle diskutierten Auffassungen aufeinander abzustimmen.

Herr MEYER (Hamburg):

Sie gingen davon aus, daß der Name sinnvoll sein soll und etwas ganz Bestimmtes aussagt. Aber wenn man die Nomenklaturregeln berücksichtigt, dann werden die Namen teilweise sinnlos. So ist es vielfach in der Botanik und in der Zoologie: Die Namen sagen etwas ganz anderes, als eigentlich gemeint ist, z. B. beim Alpenstrandläufer, der mit den Alpen gar nichts zu tun hat.

Herr JORDAN (Münster):

Ich glaube, eine Kommission sollte zusammentreten und sich unentwegt bemühen. Man sollte aber auch nicht vergessen, daß Nomenklaturprobleme etwas von Abrüstungsfragen an sich haben können.

Aus der I. Universitäts-Hautklinik Wien
(Vorstand: Prof. Dr. J. TAPPEINER)

Zur Identifizierung der Hefen im mykologischen Labor

Von

OTTO MALE, Wien

Überblicksweise seien hier nur die wichtigsten Standardmethoden der Hefebestimmung angeführt.

Der Untersuchungsgang beginnt mit der Befundung des Nativpräparates, was aber speziell in der Hefediagnostik größere Erfahrung erfordert und bestenfalls Aufschluß über positiven Pilzbefall gibt. Dem negativen Ausfall kommt hier keinerlei Beweiskraft zu. Als Untersuchungsmaterial kommen — entsprechend dem möglichen Vorkommen der Hefepilze — praktisch sämtliche Gewebe, Körperflüssigkeiten, Sekrete und Exkrete, aber auch nichtbiologische Substanzen in Frage. Die Abnahme des Materials, wie auch dessen Übertragung auf den Nährboden, erfolgt unter den allgemein üblichen (möglichst sterilen) mykologisch-bakteriologischen Bedingungen. Als derzeit zweckmäßigstes Kultivierungsmedium hat sich hierzu Grütz-Kimmig-Agar unter Zusatz von Penicillin, Streptomycin und evtl. Actidion bewährt, wobei zu bedenken ist, daß letzteres auch das Wachstum verschiedener hefeartiger Pilze hemmt. Die Züchtung bzw. Bebrütung erfolgt bei Zimmertemperatur oder bei 37°C. Im letzteren Fall können Hefen oft schon nach 1—2 Tagen isoliert werden. Falls nötig, werden diese Kolonien von etwa anhaftenden bakteriellen Kontaminanten in Raulinscher Lösung gereinigt und sodann auf eine Reis-Agarplatte überimpft, auf welcher zahlreiche morphologische Kriterien beurteilt werden können und auch Candida albicans bereits bestimmbar ist. Zur Identifikation der übrigen Hefepilze müssen dagegen weitere morphologische und biologische Merkmale herangezogen werden, wie Größe, Form der Blastosporen, echtes, septiertes Mycel, Pseudomycel, Chlamydosporen, Ascosporen, Arthrosporen, Bildung von karotinoidem Pigment (z. B. bei Rhodotorula), stärkeähnlicher Substanzen (z. B. bei Cryptococcus), u. a. m. Weiter muß das Verhalten auf flüssigen Nährböden beobachtet werden, so z. B. dessen Trübung, oder aber die Bildung einer Kahmhaut und deren Beschaffenheit. Bezüglich der biologischen Merkmale wird routinemäßig die Assimilation und Fermentation der fünf Zucker (Glucose, Galaktose, Saccharose, Maltose und Lactose) geprüft; nur in Einzelfällen auch die anderer Zuckerarten (z. B. Raffinose), ferner die Assimilation von Pepton und Kaliumnitrat. Ganz selten ist auch die Fettspaltung von diagnostischer Bedeutung.

Schwierigkeiten macht fallweise die Trennung von Mischkulturen, wozu jedoch z. B. der Tellurit-Agar nach KAFFKA meist gute Dienste leistet.

Unter diesem Vorgehen gelingt es, die überwiegende Mehrzahl aller isolierten Hefen zu bestimmen. Die Klassifizierung erfolgt nach dem Schlüssel von LODDER und KREGER VAN RIJ.

Stämme, die sich zufolge ihrer abweichenden Eigenschaften nicht in dieses System einordnen lassen, werden vorerst provisorisch als species nova erfaßt.

Die Erfahrungen haben gezeigt, daß eine exakte mykologische Bestimmung Voraussetzung und Grundlage jeglicher ätiotropen Therapie, wie auch gezielten Forschung ist, so daß eine präzise Klassifizierung für die Zukunft, mehr noch als bisher üblich, gefordert werden muß.

Dr. OTTO MALE,
I. Univers.-Hautklinik
Wien IX, Österreich

Hefediagnostik in der dermatologischen Praxis

Von

C.-G. SCHMÜCKING, Hamburg

Mit 4 Abbildungen

Die komplizierten Methoden einer exakten Hefepilzdifferenzierung gehören in ein speziell dafür eingerichtetes Laboratorium. Aber auch in der dermatologischen Praxis besteht durchaus die Möglichkeit, in einem gewissen Umfang eine Hefepilzdiagnostik vorzunehmen.

Da sich aus dem Nachweis von Hefepilzen andere therapeutische Konsequenzen als aus dem Nachweis von Dermatophyten ergeben, ist man sogar gezwungen, eine solche Diagnostik zu betreiben. Das Nativpräparat

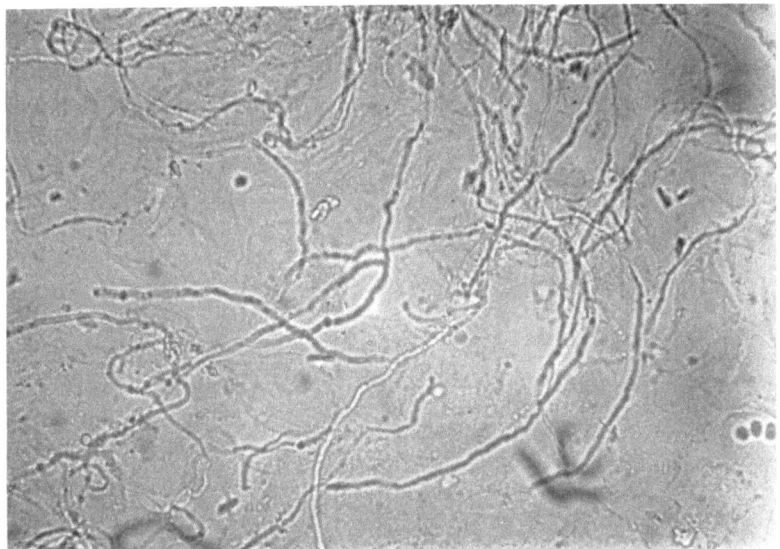

Abb. 1. Fäden von Candida parapsilosis (imperfekte Hefe) in Nagelspänen (H. RIETH phot.)

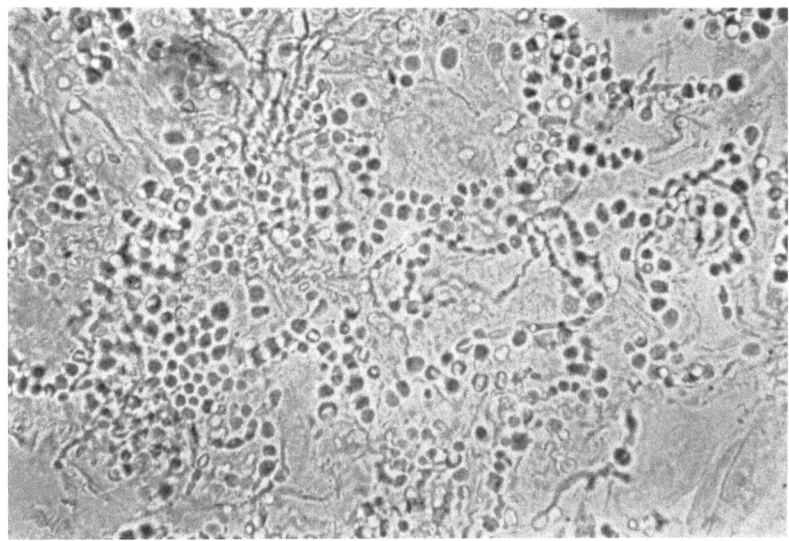

Abb. 2. Mycelsporen von Trichophyton rubrum (Dermatophyt) in Hautschuppen (H. RIETH phot.)

ist dabei allerdings nicht in der Lage, in jedem Falle eine absolute Klärung herbeizuführen. Es ist ja bekannt, daß bestimmte Hefepilze nicht immer in der für sie typischen Sproßpilz-Form vorkommen, sondern auch zu Hyphen auswachsen können. Andererseits liegen Fadenpilze oftmals in der Sporenform vor. Hierzu zwei Bilder, die das näher erläutern sollen (Abb. 1 u. 2). Das Erscheinungsbild der hier gezeigten Pilze ist umgekehrt, als man vermuten würde.

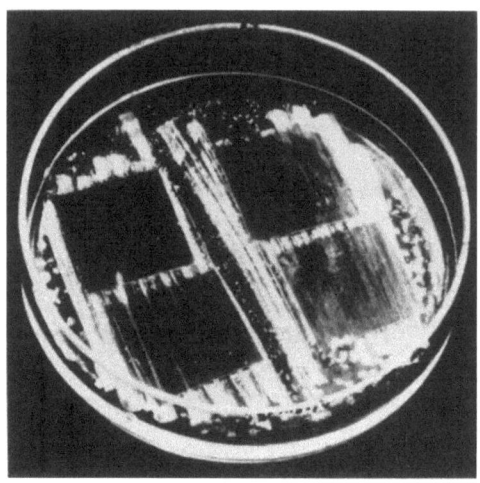

Abb. 3. Mit Deckgläschen belegte Pilzkulturen auf Reis-Agar (H. RIETH phot.)

Gerade im Hinblick auf eine klare Indikationsstellung für die Griseofulvin-Behandlung sah ich mich häufiger gezwungen, Untersuchungen von Pilzkulturen vorzunehmen. Nur so war ich in der Lage, auf einfache Weise Hefen von Dermatophyten und Schimmelpilzen abzugrenzen. Etwa

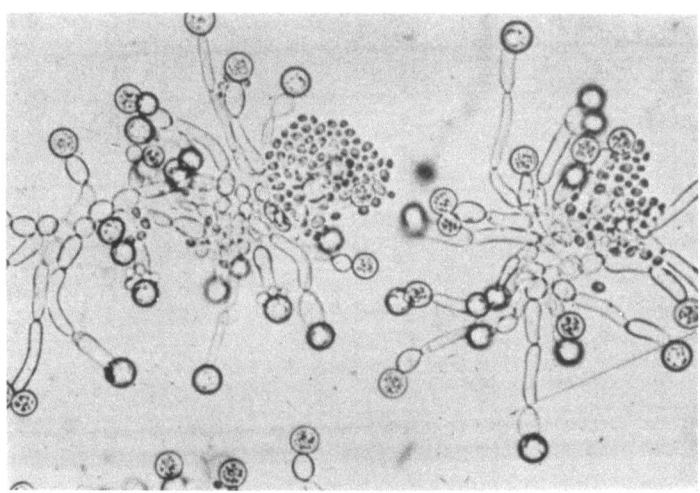

Abb. 4. Erscheinungsformen von Candida albicans auf Reisagar (H. RIETH phot.)

nach 5 Tagen kann man bereits infolge des schnellen Wachstums die Hefe- und Schimmelpilze erkennen. Hefepilze fanden sich in etwa 30%

der Fälle. Dabei ist natürlich nicht gesagt, daß der gefundene Hefepilz auch der Krankheitserreger sein muß.

Um eine der wichtigsten pathogenen Hefen, die Candida albicans, zu erkennen, empfiehlt sich die Beimpfung einer Reisplatte (Abb. 3). Die Technik ist einfach: Die Platten werden nach 24 Std mikroskopisch untersucht; bei entsprechendem Befall findet man die für die Candida albicans (Abb. 4) typischen Chlamydosporen.

Für die Praxis hat es sich bewährt, alle Fälle, in denen Candida albicans nachgewiesen wurde, sofort spezifisch, d. h. mit Moronal, zu behandeln. Die Differenzierung der anderen Hefen erfolgte in der Universitäts-Hautklinik.

Die besondere Bedeutung dieser einfachen Hefediagnostik lag darin, daß sehr bald eine gezielte Behandlung durchgeführt werden konnte, d. h. daß Griseofulvin bei alleiniger Besiedlung mit Hefepilzen nicht zur Anwendung kam, stattdessen das hefespezifische, lokal anwendbare Moronal. Bei Mischinfektionen aus Dermatophyten und Hefen wurde innerlich Griseofulvin, örtlich Moronal gegeben.

Dr. CARL-GÜNTHER SCHMÜCKING
2 Hamburg 26
Caspar-Voght-Str. 79

Aus dem Tuberkulose-Forschungsinstitut Borstel
(Direktor: Prof. Dr. E. FREERKSEN)

Die Klassifizierung der verschiedenen Arten der Gattung Candida mit der „Amid-Reihe" nach Bönicke

Von

M. K. MUFTIC, Borstel

Die Differenzierung der Arten der Gattung Candida erfolgt heute im allgemeinen nach den Methoden, die schon LODDER und KREGER VAN RIJ vorgeschlagen haben. Unterschiede in der Morphologie der einzelnen Arten spielen dabei eine wesentliche Rolle. Serologische Methoden, wie sie z. B. von TSUCHIYA empfohlen worden sind, sind zwar theoretisch außerordentlich interessant, sollten aber in ihrem Wert für die Klassifizierung der Gattung Candida nicht überschätzt werden. Die bisher für die Klassifizierung verwendeten fermentativen Verfahren — hier ist besonders die Zuckervergärung mit Hilfe der sog. „bunten Reihe" zu erwähnen — erfordern sehr viel Zeit und sind auch nicht in allen Fällen für die einzelnen Candida-Species so charakteristisch, als daß mit ihnen allein eine exakte Diagnose über die Species-Zugehörigkeit eines frisch isolierten, noch nicht klassifizierten Candida-Stammes gestellt werden könnte. So ist auch heute noch die Identifizierung und Klassifizierung von Candida-Stämmen eine sehr schwierige Aufgabe, die befriedigend nur mit einem recht umfangreichen methodischen und zeitlichen Aufwand gelöst werden kann.

Vor der gleichen Situation standen bis vor kurzem auch die im Bereich der Tuberkulose tätigen Bakteriologen. Auch hier reichten die konventionellen Methoden (Morphologie, Zuckervergärung, Thermoresistenz, Wachstum bei verschiedenen Temperaturen, Chemosensibilität, Virulenz für Versuchstiere usw.) in vielen Fällen nicht mehr aus, um zu zufriedenstellenden Diagnosen über die Species-Zugehörigkeit von Stämmen zu gelangen. BÖNICKE hat jedoch in einigen (für die bakteriologische Systematik bedeutungsvollen) Arbeiten gezeigt, daß die acylamidatischen Stoffwechselleistungen der Mycobakterien und Nocardien für die einzelnen Species dieser Bakteriengattungen außerordentlich charakteristisch sind, so daß ein noch nicht klassifizierter Mycobacterium- oder Nocardia-Stamm in verhältnismäßig kurzer Zeit und ohne großen materiellen Aufwand klassifiziert werden kann. Acylamidasen sind Enzyme, die die Desamidierung aromatischer oder aliphatischer Carbonsäureamide katalysieren. Hierbei wird Ammoniak frei, das mit den bekannten chemischen Methoden nachgewiesen werden kann. BÖNICKE empfiehlt, die von RUSSELL entwickelte Phenol-Hypochlorit-Methode zu verwenden. In Anlehnung an die Zuckerreihe („bunte Reihe") hat BÖNICKE verschiedene Carbonsäureamide zu einer Reihe zusammengestellt, die unter der Bezeichnung „Amid-Reihe" Eingang in die bakteriologisch-diagnostische Praxis gefunden hat.

Um festzustellen, ob sich die (von BÖNICKE entwickelte) „Amid-Reihe" auch für die Klassifizierung der verschiedenen Arten der Gattung Candida eignet, habe ich im vergangenen Jahr insgesamt 170 Stämme, die zu 14 verschiedenen Species gehörten, auf ihre acylamidatischen Stoffwechselleistungen geprüft. Die bisher im wissenschaftlichen Schrifttum erschienenen Mitteilungen über das Vorkommen von Acylamidasen innerhalb der Gattung Candida sind nicht sehr zahlreich. GORR und WAGNER sowie GROSSMANN und MAYR haben über das Vorkommen von Succinamidase, Glutaminase, Propionamidase und Acetamidase bei verschiedenen Candida-Stämmen und anderen Hefen berichtet, DI CARLO, SCHULTZ und KENT über den enzymatischen Abbau von Allantoin, Allantoinsäure, Hydroorotsäure und l-Prolin. SEELIGER und LITTMAN verwendeten den Urease-Nachweis für die Differenzierung der verschiedenen Candida-Arten.

Die Ergebnisse der von mir durchgeführten umfangreichen Versuche sind in der Tabelle zusammenfassend wiedergegeben. Aus ihnen geht überzeugend hervor, daß sich die „Amid-Reihe", die BÖNICKE für die Differenzierung der Mycobakterien und Nocardien entwickelt hat, auch für die Klassifizierung der Gattung Candida eignet. Die verschiedenen Candida-Arten zeigen in dieser Reihe ohne Ausnahme ein ganz bestimmtes, für sie charakteristisches Amidase-Spektrum, so daß also ein noch nicht klassifizierter Stamm auf diese Weise in verhältnismäßig kurzer Zeit exakt klassifiziert werden kann. Die ,,Amid-Reihe" erweist sich damit den bisherigen Methoden als überlegen und muß als wertvolle Bereicherung der Methoden zur Klassifizierung der Gattung Candida und anderer Hefen angesehen werden.

Tabelle 1

	× = positiv 0 = negativ	Substrate	Nicotinamid	Pyrazinamid	Benzamid	Urea	Asparagin	Propionamid	Allantoin	Cyclopropancarboxyamid	Methacrylamid	Acrylamid	Glutamin	Acetamid	Thiophen-2-carboxyamid	Furan-2-carboxyamid	Cyanacetamid	Succinamid	Isonicotinamid	Salicylamid
	Candida		1	2	3	4	5	6	7	8	9	10	11	12	13	14	15	16	17	18
1	albicans		×	×	0	0	0	0	0	0	0	0	0	0	0	0	0	0	0	0
2	tropicalis		×	×	×	0	0	×	0	×	×	×	0	0	×	×	0	0	0	0
3	parapsilosis		×	×	×	0	×	×	0	×	×	×	×	×	×	×	×	0	0	0
4	krusei		×	×	×	×	0	0	0	0	0	0	×	0	0	0	0	0	0	0
5	zeylanoides		×	0	0	×	×	×	×	×	0	0	0	0	0	0	0	0	0	0
6	robusta		×	×	×	×	×	×	0	0	0	0	0	0	0	0	×	0	0	0
7	guilliermondii		×	×	×	×	×	×	×	×	×	×	0	0	×	×	×	0	0	0
8	brumptii		×	×	×	0	×	×	0	0	×	×	×	×	0	0	×	×	0	0
9	utilis		×	×	0	×	×	×	×	×	0	×	×	0	0	0	0	0	0	0
10	pseudotropicalis		×	×	0	×	×	×	×	0	0	0	0	0	0	0	0	0	0	0
11	scottii		×	×	0	0	0	0	0	0	0	0	0	0	0	0	0	0	0	0
12	stellatoidea		×	×	×	×	0	0	0	0	0	0	0	0	0	0	0	0	0	0
13	lipolytica		×	×	×	×	0	0	×	0	0	0	0	×	0	0	0	×	×	×

Die technische Durchführung der ,,Amid-Reihe" kann wie folgt kurz beschrieben werden: Die einzelnen Amide werden in sterilem Aqua dest. gelöst, und zwar in der Konzentration 0,00656 molar. Die auf ihre Artzugehörigkeit zu prüfenden Stämme werden auf Bierwürzeagar-Nährboden vorgezüchtet. Sind sie gut angewachsen, werden sie mit einem Spatel vom Nährboden abgehoben, gut verrieben und 2mal in der Zentrifuge mit phys. NaCl, der man zweckmäßigerweise Monaquest-Monawet zusetzt, gewaschen. Die Resuspendierung des Candida-Sediments erfolgt in m/15 Phosphatpuffer p_H 7,2 und zwar so, daß die Hefendichte 10 mg/ml beträgt. Zu je 1 Teil der verschiedenen Amidlösungen wird 1 Teil Candida-Suspension gegeben und im Brutschrank bei 37°C inkubiert. Nach verschiedenen Reaktionszeiten (routinemäßig 6 Std) werden Proben entnommen und der Ammoniak-Nachweis nach der Methode von RUSSELL durchgeführt.

Dr. M. K. MUFTIC
Tuberkulose-Forschungsinstitut
2061 Borstel/Bad Oldesloe

Aus den wissenschaftlichen Laboratorien der J. R. Geigy AG, Basel

Beitrag zur Prüfung der Assimilationsfähigkeit von Hefen

Von

X. BÜHLMANN, Basel

Mit 1 Abbildung

Die Prüfung der Assimilationsfähigkeit von Hefen muß bekanntlich in Medien durchgeführt werden, die keinen verwertbaren Kohlenstoff bzw. keinen verwertbaren Stickstoff enthalten. RIETH und auch POLEMANN empfehlen für die praktische Durchführung die auxanographische Methode, wie sie von DIDDENS und LODDER beschrieben worden ist. Diese Autoren verlangen, daß der zur Festigung verwendete Fadenagar zuerst 8 Tage in destilliertes Wasser eingelegt und dann gründlich ausgespült werden muß. LANGERON hingegen erachtet das Auswaschen nur für die Prüfung der Stickstoff-Assimilation als notwendig.

In den bakteriologischen Laboratorien hat sich für die Nährbodenherstellung an vielen Orten die Verwendung von bereits gereinigtem und pulverisiertem Agar durchgesetzt. Es interessierte uns, ob bei Benützung von solchem Agar-Agar auf das verlangte Auswaschen verzichtet werden könnte. Wir ließen eine Analyse von gewöhnlichem Fadenagar, ausgewaschenem Fadenagar, sowie von 3 handelsüblichen, gereinigten und pulverisierten Präparaten („Noble Agar" Difco, Agar-Agar BBL und „Bacto Agar" Difco) durchführen.[1] Die wesentlichsten Resultate dieser Untersuchung sind in folgender Tabelle zusammengestellt.

Tabelle 1. *Analyse von Agar Agar* (Sämtliche Werte bezogen auf Trockensubstanz)

	1	2	3	4	5
% Rohfaser nach BELLUCI	<0,1	<0,1	<0,1	<0,1	<0,1
% Mineralstoffe (Asche)[1]	3,90	2,37	2,18	3,65	3,84
% N (14) nach KJELDAHL[1]	0,27	0,17	0,075	0,12	0,10
% N-Substanzen (N × 6,25)	1,70	1,1	0,47	0,75	0,65
% Gesamt S (32) nach Hydrolyse mit HCl[1]	1,07	0,50	0,41	0,80	0,79
% reduzierende Zucker nach a) Hydrolyse mit HCl, berechnet als Galaktose[2]	59,8	54,3	58,2	59,6	59,1
b)	50,1	42,2	50,9	53,3	53,2

[1] Durchschnittwerte von 2 Analysen
[2] a) Hydrolyse mit 7%iger HCl
   2½ Std im siedenden Wasserbad
   b) Hydrolyse mit 7%iger HCl
   4 Std kochen am Rückflußkühler

1 = Fadenagar unbehandelt
2 = Fadenagar ausgewaschen
3 = Noble Agar (Difco)
4 = Agar Agar (BBL)
5 = Bacto Agar (Difco)

Es ergab sich, daß der Gehalt an Gesamtstickstoff bei den erwähnten Markenpräparaten durchweg niedriger war als beim ausgewaschenen Fadenagar. Der

---
[1] Die Untersuchungen wurden freundlicherweise im analytischen Laboratorium der J. R. Geigy AG durchgeführt.

Gehalt an kohlenhydratartigen Bausteinen umgekehrt lag beim ausgewaschenen Fadenagar am niedrigsten.

In mehreren Versuchen prüften wir das Assimilationsvermögen von 17 Stämmen der Gattungen Candida, Torulopsis, Cryptococcus, Trichosporon, Rhodotorula und Hansenula.[1] Dabei wurden pro Test für jeden Stamm 5 Medien angesetzt, denen als Festigungsmittel je eine der erwähnten Agarsorten zugefügt worden war. Zu unserer Überraschung stimmten die Resultate der parallel angesetzten Versuchsreihen stets überein. Selbst bei Verwendung von gewöhnlichem Fadenagar wurden keine Abweichungen beobachtet. Hingegen waren die mit gereinigtem Agar versetzten Medien klarer und die Wachstumszonen fielen etwas deutlicher aus.

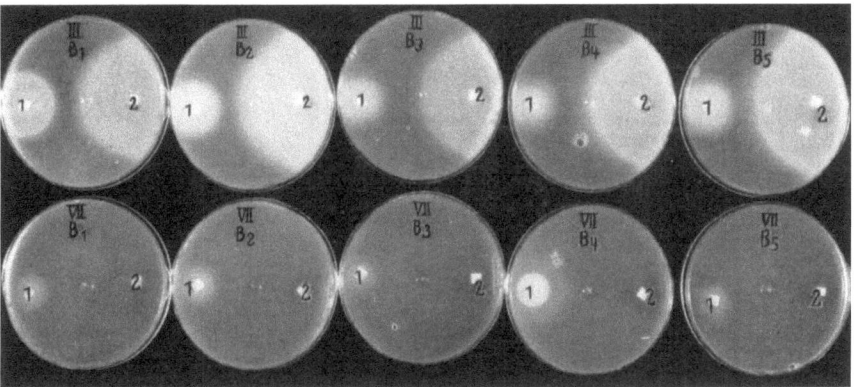

Abb. 1. Stamm III (obere Reihe): Candida utilis; Stamm VII (untere Reihe): Candida brumptii. Agarzusatz zum Grundmedium: B_1 gewöhnlicher Fadenagar; B_2 ausgewaschener Fadenagar; B_3 Noble Agar (Difco); B_4 Agar-Agar (BBL); B_5 Bacto Agar (Difco). Stickstoffquellen: 1 Bacto Pepton (Difco); 2 KNO_3

Auf Grund der Literaturangaben müssen wir annehmen, daß bei Verwendung von gewöhnlichem Fadenagar auf das Auswaschen nicht verzichtet werden darf. Die eben erwähnten Untersuchungen berechtigen aber zur Annahme, daß die käuflichen bereits gereinigten Agararten ohne Vorbehandlung direkt für die Assimilationsprüfung verwendet werden können. Bei Mangel an Laboratoriumspersonal oder für die Durchführung dringender Untersuchungen dürfte dies arbeitstechnisch von Vorteil sein. Einschränkend muß jedoch gesagt werden, daß uns für die Untersuchungen nur verhältnismäßig wenig Stämme zur Verfügung standen. Ferner ist natürlich auch zu berücksichtigen, daß die erwähnten Markenpräparate leider erheblich teurer sind als gewöhnlicher Fadenagar.

Literatur

DIDDENS, H. A., u. J. LODDER: Die anaskosporogenen Hefen (2. Hälfte). Amsterdam: North-Holland Publishing Company 1942.

[1] Herrn Dr. H. RIETH, Hamburg, und Herrn Dr. H. SCHOLER, Basel, danke ich für die Überlassung von Hefestämmen.

LANGERON, M.: Précis de Mycologie. Paris: Masson et Cie 1945.
POLEMANN, G.: Klinik und Therapie der Pilzkrankheiten. Stuttgart: Georg Thieme 1961.
RIETH, H.: Differential-Diagnose der Candida-Pilze. Arch. klin. exp. Derm. **205**, 541—550 (1958).

Dr. med. vet. X. BÜHLMANN
J. R. Geigy AG
Basel (Schweiz)

Aus der Universitäts-Hautklinik Hamburg-Eppendorf
(Direktor: Prof. Dr. Dr. J. KIMMIG)

Untersuchungen zur Frage der Kreuzresistenz von Candida albicans gegenüber Nystatin, Amphotericin B und Trichomycin unter den Bedingungen der Warburg-Apparatur

Von

J. MEYER-ROHN, Hamburg

Mit 3 Abbildungen

Bereits 1954 hatten wir gemeinsam mit HOPFF und LANGE-BROCK experimentelle Untersuchungen über Wirkungsweise und therapeutische Effekte von Nystatin durchgeführt. Später interessierten dann die beiden Fragen, ob es Unterschiede in der Empfindlichkeit verschiedener Candidastämme gegenüber Nystatin, Amphotericin B und Trichomycin gibt und ob sich Kreuzresistenzen innerhalb der 3 Antibiotica nachweisen lassen.

Als Versuchsmodell verwandten wir die Hemmung der Proliferationsatmung von Candida albicans in der Warburg-Apparatur. 30 Candida-Stämme verschiedener Herkunft wurden unter Mitarbeit von BALTZER im Warburg-Apparat nach Zugabe von Nystatin, Amphotericin B und Trichomycin vergleichend manometrisch untersucht. Als Nährlösung diente Standard-Nährbouillon Merck I, der 2% Maltose zugesetzt wurde. Die Einstellung der Candida-Suspension erfolgte auf 0,125% Bariumsulfat-Vergleichslösung. Die Antibiotica wurden 70 min nach Versuchsbeginn zugegeben; die Versuchsdauer betrug 4 Std bei einer Versuchstemperatur von 36,5° C.

Ergebnisse

Die wirksamen Mindesthemmkonzentrationen der einzelnen Wirkstoffe auf die Proliferationsphase von Candida albicans variieren bei verschiedenen Stämmen; die einzelnen Stämme erweisen sich in ihrer Sensibilität auf die 3 Antibiotica als variabel. Wir fanden 2 Stämme, die gegen alle 3 Wirkstoffe primär resistent waren; daneben erwiesen sich aber

Tabelle 1. *Zusammenfassende Übersicht der Sensibilität von 30 Kulturen Candida albicans gegenüber Nystatin, Amphotericin B und Trichomycin*

Candida albicans Nr.	Nystatin	Amphotericin B	Trichomycin	Candida albicans Nr.	Nystatin	Amphotericin B
17134	1	1	1	1356	1	1
16942	2	3	3	16945	2	3
14256	2	8	3			
17858	2	7	2			
				18093	3	5
17881	3	3	8!	13989	3	3
13488a	3!	5	5	17764	3	5
14123	4	3	2	12554	4	2
17067	5	5	5	12501	5	7!
17943	5	6	2!	16214	5	1!
13848	5	2	4	16348	5	2!
14108	5	7	5			
13465	6	7	6	7115	6	3!
13600	6	7	5	13988	6	8
16951	7	8	7	17066	7	8
16773	7!	4	4			
18092	7	6	3!			
17935	8!	3	3			
16946	8	6	4!			

1 resistent
! = Sensibilitätsgrad
8 hochsensibel

manche Stämme als hochsensibel gegen ein oder zwei Antibiotica, dagegen nur mäßig empfindlich gegen das dritte.

Die Beobachtungen von STOUT und PAGANO, nach denen Nystatinresistente Stämme automatisch auch gegen andere Antibiotica aus der

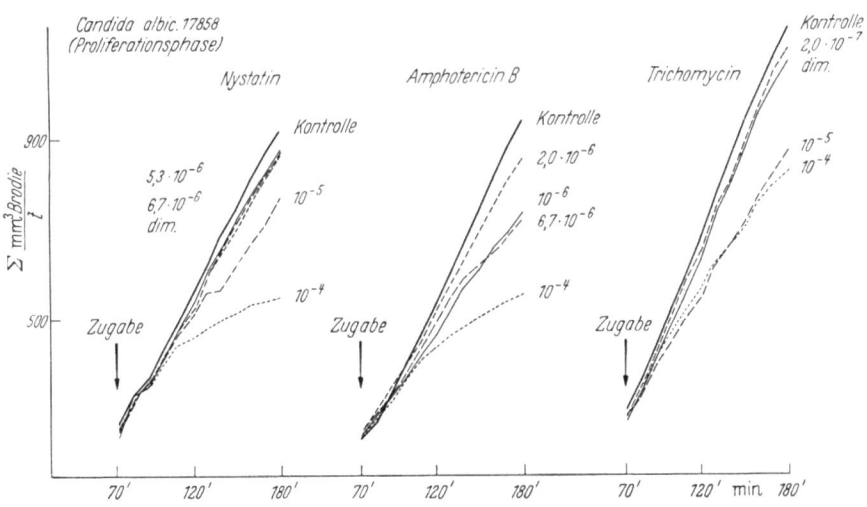

Abb. 1. Candida albicans 17858 mit voller Sensibilität gegen die 3 Antibiotica

chemischen Gruppe der Polyene unempfindlich sind, konnten wir nur z. T. bestätigen. Wir fanden wohl — wie schon angedeutet — 2 Stämme, die

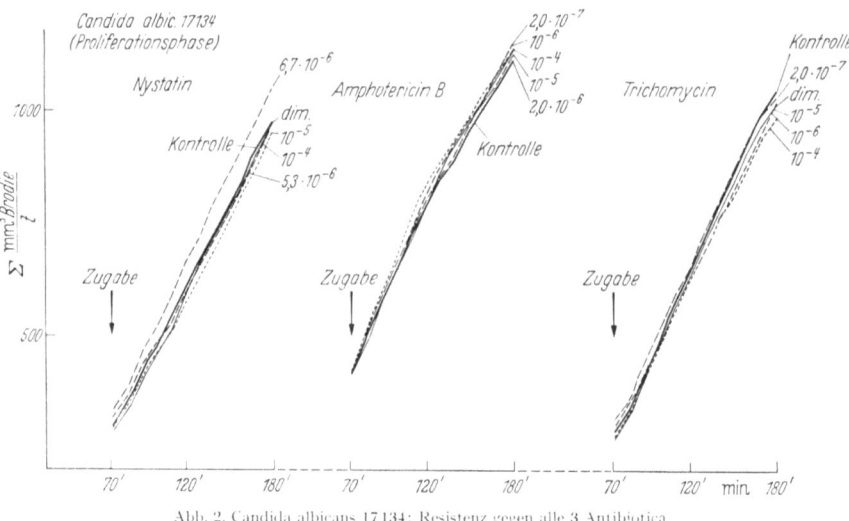

Abb. 2. Candida albicans 17134; Resistenz gegen alle 3 Antibiotica

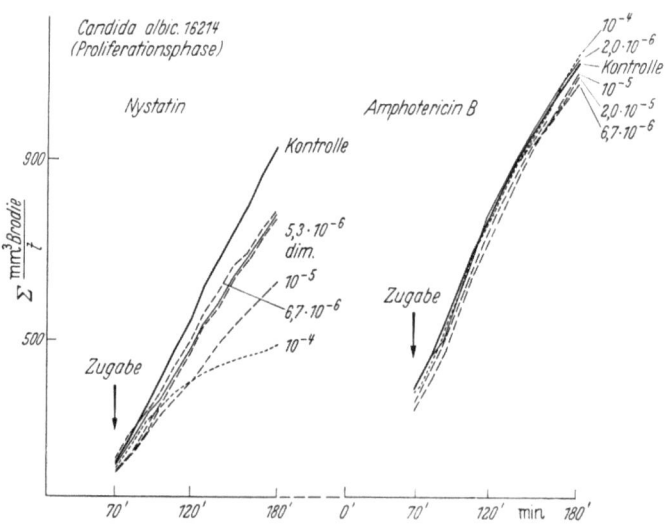

Abb. 3. Candida albicans 16214 sensibel gegen Nystatin, resistent gegen Amphotericin B

gegen alle 3 Fungistatica resistent waren, doch wurden auch andere gesehen, die z. B. gegen Nystatin und Amphotericin B relativ wenig empfindlich, gegen Trichomycin jedoch hoch sensibel waren.

In der Warburg-Apparatur war Trichomycin im Durchschnitt 4 mal wirksamer als Amphotericin B und 10 mal wirksamer als Nystatin. Das hängt sicher mit den verschiedenen Löslichkeitsverhältnissen zusammen; in festen Medien liegen die Verhältnisse anders.

Für die Klinik ergeben sich aus unseren Untersuchungen folgende Forderungen: Eine Therapie mit Nystatin, Amphotericin B und Trichomycin darf wegen der Variabilität in der Empfindlichkeit der Candidastämme nur gezielt erfolgen. Vor Einleitung einer spezifischen Behandlung muß also eine Resistenzanalyse durchgeführt werden.

Zusammenfassung

Nystatin, Amphotericin B und Trichomycin wurden gegen 30 Candida albicans-Stämme verschiedener Provenienz geprüft. Dabei ergaben sich hinsichtlich der Sensibilität teilweise erhebliche Differenzen der einzelnen Stämme. 4 Stämme waren gegen Nystatin völlig resistent, drei dieser Stämme gleichzeitig auch gegen Amphotericin B und Trichomycin; der vierte wurde dagegen von Amphotericin B und Trichomycin wirksam reduziert. Malachitgrün zeigte dagegen konstant eine starke Wirkung auf alle Stämme. Unter den Versuchsbedingungen der Warburg-Apparatur war Trichomycin 4 mal wirksamer als Amphotericin B und 10 mal wirksamer als Nystatin, das hängt mit Sicherheit von der verschiedenen Löslichkeit ab. Für die Klinik muß auf Grund dieser Ergebnisse eine Resistenzanalyse der Candidastämme vor der Therapie mit den 3 Antibiotica gefordert werden.

Prof. Dr. Joh. Meyer-Rohn,
Univers.-Hautklinik, 2 Hamburg-Eppendorf

Aussprache

Herr Janke (Fulda):

Auf das Cycloheximid (Actidion) möchten wir als wertvollen Zusatz bei der Züchtung von Pilzkulturen auf keinen Fall verzichten. Es bringt uns erheblich mehr Kulturen von Dermatophyten durch die Zurückdrängung der Schimmelpilze. Allerdings sollte man nicht versäumen, eine Kultur ohne Cycloheximid anzusetzen, um den Aspergillus-Befall nicht zu übersehen.

Herr Mülhens (Hamburg):

Ich habe sehr gute Ergebnisse mit einem Furadantin-Zusatz zum Nährboden gehabt, um das Bakterienwachstum zu unterdrücken. 100 γ/100,0 ml Kimmig-Agar.

Herr Windisch (Berlin):

In verschiedenen Vorträgen ist angeklungen, daß die Untersucher sich bemühen, die Pilze in den Präparaten schnell zu erkennen. Ich warne vor allen Schnelldiagnostiken, sie hinken oft auf sämtlichen Füßen und meistens kann nur eine bestimmte Art nachgewiesen werden. Es ist aber ein großer Unterschied, Hefen zu bestimmen oder allein eine bestimmte Art nachzuweisen. Das sollte man keinesfalls durcheinanderbringen.

Herr RIETH (Hamburg):

Wir befassen uns hier in Hamburg ganz besonders mit einer sog. Schnelldiagnostik und sind sehr zufrieden damit. Wir machen es allerdings nicht so, daß wir sofort eine bestimmte Art identifizieren wollen, sondern wir wollen feststellen, ob etwa bei Nagelmykosen *überhaupt* eine Hefe vorhanden ist oder nicht. Das nennen wir Schnelldiagnostik. Wir benötigen z. B. für die Griseofulvin-Behandlung den Nachweis, daß keine Dermatophyten, aber Hefepilze vorhanden sind. Wir brauchen die Schnelldiagnostik weiterhin, um auf Reisagar C. albicans nachzuweisen. Jede unsichere Schnelldiagnostik lehnen wir ebenfalls ab.

Herr KIMMIG (Hamburg):

Unsere Schnelldiagnostik bezieht sich auf klinische Bedürfnisse. Der Patient kommt und möchte richtig behandelt werden. Er will nicht mit Griseofulvin behandelt werden, wenn dieses wegen des Hefevorkommens nicht wirken kann. Uns interessiert also vor allem die Frage, *ob* Hefepilze vorhanden sind oder nicht, ferner ihre Resistenz; die Identifizierung ist eine weitere Frage, die unter diesem Aspekt von sekundärer Bedeutung ist.

Die fermentative Spaltbarkeit der Amide stellt eine sehr wichtige Untersuchungsmethode dar, deren Einführung in die Hefediagnostik sicher ein großer Fortschritt wäre.

Die Fermentaktivität eines Pilzstammes ist etwas ausgesprochen Spezifisches. Wenn ein Pilzstamm eine bestimmte fermentaktive Eigenschaft besitzt, dann ist das etwas sehr Charakteristisches.

Herr BOENICKE (Borstel):

Was mir daran wesentlich erscheint, ist doch, daß es im Grunde genommen nichts Neues ist, verschiedene Substrate einem bestimmten Stamm anzubieten; die Zucker-Reihe ist ja ein bekanntes Beispiel. Was uns bewogen hat, von der Zucker-Reihe abzugehen, ist einmal die Zeit und daß mit der Zucker-Reihe nicht immer gute Resultate erzielt werden können. 2. kam es uns darauf an, Substrate zu nehmen, die dem Konsum etwas mehr ähneln und die C—N-Bindungen enthalten (Carbonsäure-Amide). Der Nachweis ist sehr leicht. Das Entscheidende ist dabei, verschiedene Amide zu einer Reihe zusammenzustellen wie bei der Zucker-Reihe. Das Spektrum gibt eine Aussagemöglichkeit über die Artdiagnose.

Herr RIETH (Hamburg):

Hinweis auf das Hefebestimmungsbuch von LODDER und KREGER VAN RIJ, das seit Jahren vergriffen ist und sich in der Neuauflage befindet. Das Candida-Kapitel wird durch VAN UDEN — Lissabon bearbeitet, der sich wegen der Amid-Reihe mit mir in Verbindung gesetzt hat und sie in seinem Beitrag berücksichtigen will. Er hat die Bedeutung dieser wichtigen, leider noch zu wenig bekannten Methode, erkannt.

Herr WULF (Kassel):

Anfrage nach der besten — für die Praxis geeigneten — Methode zur Resistenzbestimmung von Hefen ohne Anwendung der Warburg-Apparatur.

Herr MEYER-ROHN (Hamburg):

Der Warburg-Versuch kann in der Routine nicht durchgeführt werden, da der Aufwand hierbei zu groß ist. Für die Praxis geeignet sind der Plättchen-Test oder der Reihenverdünnungs-Test.

Herr KALKOFF (Freiburg):

Es gibt offenbar Menschen, die aus irgendwelchen Gründen — obwohl sie empfindliche Stämme gegen bestimmte Antibiotica bzw. Antimykotica haben — dennoch nicht auf das ausgetestete Medikament ansprechen. Es muß also noch Faktoren im Inneren dieser Patienten geben, die es nicht gestatten, daß die Erkrankten mit ihrer Infektion fertig werden.

Herr KIMMIG (Hamburg):

Auf diesem Sektor ist vieles noch nicht erforscht worden. Ich möchte noch auf ein Fermentsystem hinweisen, das für die Hefen von größter Wichtigkeit ist: ihr Gehalt an Keratinasen.

B. Hefen auf gesunder Haut

Aus der Hautklinik der Städt. Krankenanstalten Essen
(Chefarzt: Prof. Dr. H. Götz)

Zur Frage der Häufigkeit der Candida albicans in Hautläsionen

Von

H. Götz, Essen

Studiert man die einschlägige Literatur über das Vorkommen der Candida albicans auf der menschlichen Haut und Schleimhaut, so finden wir recht unterschiedliche Angaben. Während wir in München in früheren Jahren diese Hefe nur gelegentlich nachwiesen, erreichten uns andererseits Berichte, nach denen die Candida albicans beispielsweise in Norddeutschland häufiger sein soll. Wir legten uns daher in Essen die Frage vor, wie oft sich dieser Sproßpilz wohl aus verschiedenen Läsionen der Haut aufdecken ließe. — Die Tab. 1 gibt die Ergebnisse wieder.

Tabelle 1. *Die Häufigkeit der Candida albicans bei 1495 Untersuchungen auf Pilze*
(Fadenpilze 375mal positiv)

Lokalisation	C. a.	Zahl der Untersuchungen	%
Schleimhaut (Mundhöhle, Vagina, Anus)	27	56	48
Intertriginöse Stellen (interdigital, axillar usw.) . .	10	517	2
Fingernägel (einschließlich Paronychien)	18	215	8
Zehennägel	2	403	0,5
Freie Körperhaut (einschließlich Handflächen und Fußsohlen)	10	304	3
	67	1495	4,5

Bei insgesamt 1495 Untersuchungen (1960/62) züchteten wir 67mal eine Candida albicans, d. h. in 4,5% aller Fälle. Aufgeschlüsselt nach unterschiedlichen Lokalisationen schwanken aber die Werte beträchtlich, und zwar zwischen 0,5% und 48%. Sagen nun die Zahlen wirklich etwas aus über die tatsächliche Häufigkeit der Candida albicans? Nein, und zwar deshalb nicht, weil sie reine Zufallsbefunde darstellen. Hätten wir beispielsweise in der Berichtszeit routinemäßig bei Vaginalfluor auf die Gegenwart von Candida albicans untersucht bzw. Hefekulturen angelegt, würden wir sicher einen anderen Wert erhalten haben. So aber kamen von vornherein nur im Sinne einer Soormykose suspekte Affektionen der Mundhöhle, der Vagina oder der Analregion zur kulturellen Untersuchung, was den hohen Wert von 48% erklärt.

Zahlreiche Faktoren üben nämlich einen fördernden oder hemmenden Einfluß auf die Ansiedlung und das Gedeihen einer Candida albicans aus. In der Tab. 2 haben wir daher uns bekannte begünstigende Umstände zusammengestellt, die erfahrungsgemäß zu einem erhöhten Nachweis des Erregers führen.

Tabelle 2. *Der Einfluß verschiedener Faktoren auf die Häufigkeit der Candida albicans*

	Faktor	günstig	weniger günstig
1	Zustand der Haut	krank	gesund
2	Alter der Haut	Säuglings-, Greisenalter	mittleres Lebensalter
3	Lokalisation	Schleimhaut, intertriginöse Regionen	freie Körperoberfläche
4	Konsumierende Grundkrankheit.	u. a. Carcinom, Infektionskrankheiten, Stoffwechselkrankh.	
5	Medikamente	Antibiotica	
6	Geschlecht, Rasse	physikalische Bedingungen der Vagina	
7	Beruf	alle Berufe, die zum häufigen Umgang mit Wasser zwingen	mangelnder Kontakt mit Wasser
8	Nährboden	Flüssiger Nährboden	Fester Nährboden

Einen der wichtigsten Faktoren für die Entwicklung der Candida albicans stellt ohne Zweifel das Vorliegen eines feuchten Milieus dar. Schon auf der gesunden Schleimhaut läßt sich diese Hefe häufiger nachweisen als auf der übrigen Haut. Dabei ist kranke Haut wiederum empfänglicher als gesunde, und prädisponierter gegenüber dem Integument Erwachsener. Es wird daher vorgeschlagen, an verschiedenen Kliniken Absprachen zu treffen, auf welche Faktoren bei bestimmten Gemeinschaftsuntersuchungen vordringlichst zu achten sei, um auf diese Weise zu möglichst vergleichbaren Resultaten zu kommen, auch wenn sie an geographisch weiter auseinander liegenden Orten gewonnen werden.

Prof. Dr. HANS GÖTZ,
Hautklinik der
Städt. Krankenanstalten, 43 Essen

Aus der Hautklinik der Universität Köln
(Direktor: Prof. Dr. J. VONKENNEL)

Untersuchungen zur Verbreitung der Gattung Candida

Von

G. POLEMANN, Köln

Mit 1 Abbildung

Bekanntlich kann der menschliche Körper auf den verschiedensten Wegen mit Candida-Arten besiedelt werden. Um Krankheitserscheinungen auszulösen, kommt es dabei jedoch im wesentlichen auf den Virulenzgrad der übertragenen Hefen an. Nach den Untersuchungen von SCHIRREN und RIETH gibt es sogar hochvirulente Candida albicans-Stämme mit primär pathogenen Eigenschaften. Die Verbreitung solcher Stämme — besonders im Klinikbereich — muß möglichst vermieden werden; aber welche Wege sind dabei zu blockieren? Ein Gynäkologe fragte uns nach der Rolle, die die Toiletten für die Übertragung von Hefen spielen. Da uns keine Unterlagen zur Beantwortung dieser Frage zur Verfügung standen, führten wir die folgenden beiden Untersuchungsreihen durch.

Tabelle 1 gibt die Untersuchungsergebnisse im Klinikbereich wieder. Insgesamt wurden 218 Abstriche von Toilettensitzen gemacht. Dabei

Tabelle 1

	Krankenhäuser				
	Männer		Frauen		
	Holz	Plastik	Holz	Plastik	
Anzahl der Toilettenabstriche	37	69	55	57	218
Candida albicans	5	5	1	2	13
stellatoidea	1	1			2
curvata	1				1
reukaufii			1	1	2
scottii	2	1	2	1	6
solani	1	1	1		3
Brettanomyces claussenii . .		1			1
Rhodotorula spec.	1	1	2	1	5
nicht differenziert	5	4	3	1	13
	16	14	10	6	46

konnten von den Candida-Arten der fakultativ-pathogenen Gruppe 13mal Candida albicans und 2mal Candida stellatoidea (= 7%) kulturell nachgewiesen werden. Wie Tab. 1 zeigt, wurden 12mal auch andere Candida-Arten gezüchtet, die aber wohl humanmedizinisch keine Bedeutung besitzen.

Die andere Untersuchungsreihe, deren Ergebnisse Tab. 2 veranschaulicht, umfaßte 21 Volksschulen. 237 Abstriche ergaben 4mal (etwa 2%) fakultativ-pathogene Candida-Arten. 11mal konnten nichtpathogene Candida-Arten gezüchtet werden, neben einer Anzahl anderer Species verschiedener Hefegattungen. Der Unterschied von 7% : 2% bei den von

Tabelle 2

	Schulen (Volksschulen)[1]				
	Knaben		Mädchen		
	Holz	Plastik	Holz	Plastik	
Anzahl der Toilettenabstr.	79	21	85	52	237
Candida albicans	1		1		2
stellatoidea			2		2
brumptii	1				1
pulcherrima				1	1
reukaufii	3		2		5
scottii	2			1	3
solani	1				1
Debaryomyces kloeckeri . .	1				1
Nadsonia fulvescens				1	1
Saccharomyces carlsberg. . .			1		1
Schwanniomyces occident. . .			1		1
Sporobolom. albo-rubesc. . .	3				3
Torulopsis dattila	1				1
ernobii			1		1
gropengiess. . . .	1				1
nicht differenziert	2		1		3
	16		9	3	28

Erwachsenen und Jugendlichen benutzten Toiletten entspricht zwar der Auffassung, im Alter sei die Hautbesiedlung mit Candida-Arten häufiger; doch liegt bei unseren Untersuchungsergebnissen die Differenz statistisch noch innerhalb der Streubreite. Aus den beiden Tabellen läßt sich weiter entnehmen, daß die Männertoiletten am meisten mit Hefen besiedelt sind, und die Holzsitze mehr als die Plastiksitze. Die Werte sind aber ebenfalls nicht statistisch zu sichern und müssen bei dem Umfang der Untersuchungsreihen als zufällige Ereignisse angesehen werden.

Vom hygienischen Standpunkt aus sind die Plastiksitze aus den gleichen Gründen zu bevorzugen wie die Plastikfußroste in den Badeanstalten, da Kunststoffe wegen ihrer glatten Oberfläche leichter desinfiziert werden können. Im Verlauf unserer Untersuchungen wurde das Reinigungspersonal nach den verwendeten Desinfektionsmitteln gefragt. Drei der am häufigsten genannten Präparate (nach Angaben der Hersteller auf

---

[1] Für die freundliche Unterstützung bei der Durchführung der Untersuchungen danken wir Herrn Medizinaldirektor Dr. KLEIN.

Kresolbasis) wurden hinsichtlich ihrer Wirkung auf Candida albicans in der Warburg-Apparatur getestet.

Aus den O_2-Kurven geht hervor, daß nur Desinfektionsmittel Nr. 2 in einer Konzentration von 1 : 100 zwei Stunden nach Zugabe den Sauerstoffverbrauch von Candida albicans völlig inhibiert. Der desinfektorische

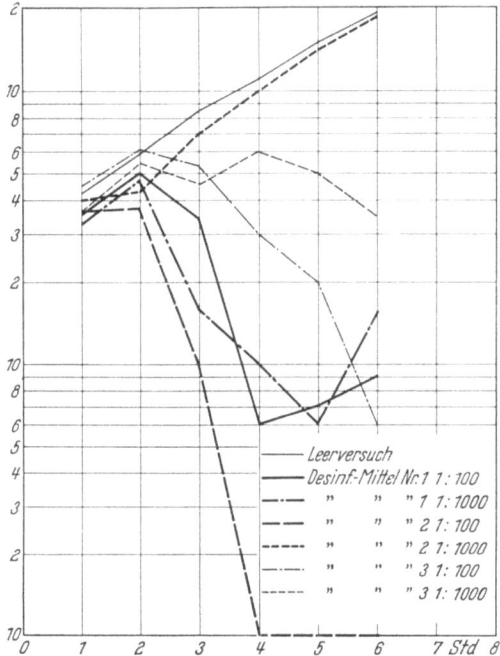

Abb. 1. Wirkung von drei in Schulen häufig gebrauchten Desinfektionsmitteln (Kresolabkömmlinge) auf den O_2-Verbrauch von Candida albicans

Effekt der untersuchten Präparate auf Candida albicans ist also — wie Abb. 1 erkennen läßt — unbefriedigend. Außerdem besaß das Reinigungspersonal nur unklare Vorstellungen darüber, wie die Desinfektionslösungen richtig verdünnt werden sollten.

Der Übertragung hochvirulenter Candida albicans-Stämme durch Toiletten sollte im Klinikbereich — vor allem auch auf gynäkologischen Abteilungen — Beachtung gewidmet werden, besonders hinsichtlich der Frage, inwieweit es einen Candida-Hospitalismus gibt. Dieses Problem ist unseres Wissens bisher nicht untersucht worden.

Von allgemeiner hygienischer Bedeutung ist es, daß Desinfektionsmittel auch gegenüber Hefen wirksam sein müssen.

Priv. Doz. Dr. G. POLEMANN,
Univers.-Hautklinik, 5 Köln-Lindenthal

Aus der Dermatologischen Klinik und Poliklinik der Universität München
(Direktor: Prof. Dr. A. MARCHIONINI)

Über die Zunahme der Candida-Infektionen im Inguinalbereich

Von

M. REICHENBERGER, Essen

In den letzten 3 Jahren konnte an der Münchener Klinik zunehmend Candida albicans aus Schuppen- und Pustelmaterial von Inguinalherden gezüchtet werden. Es handelte sich bei den hier zu besprechenden Fällen um nur unilokulare Hautherde, ferner um keine Diabetiker oder Personen, die vorher Antibiotica erhalten hatten. Das Alter der Patienten — vorwiegend Männer — lag zwischen dem 18. und etwa 50. Lebensjahr. Alle hatten wegen der Hauterscheinungen in den Leistenpartien die Sprechstunde aufgesucht.

Das klinische Bild erscheint dem Geübten sehr typisch mit den teils konfluierenden, bräunlich-rötlichen, weichen papulo-pustulösen Efflorescenzen mit flottierenden, verschieden großen Schuppenkrausen und den außerhalb des Entzündungsbereichs einzelstehenden Pusteln. Ferner fällt bei der Materialabnahme auf, daß sich die Schicht über den Papulopusteln in relativ großen, feuchten Fetzen, ähnlich einem Abziehbild, ablösen läßt, ganz im Gegensatz zu den trocken abspringenden Schuppen bei der squamösen Tinea inguinalis.

Im mikroskopischen Kalilaugenpräparat (wir verwenden 15% KOH mit Parkertinte 9:1 gemischt) erkennt man in der Regel unschwer zart blau angefärbtes Pseudomycel sowie Hefeknospen an den Segmentabschnitten und Haufen runder bis ovaler Hefezellen. Offenbar findet man in den Inguinalherden ungewöhnlich viele Hefeelemente, so daß wir durchaus der Meinung sind, in dieser Lokalisation schon mikroskopisch im Nativpräparat zwischen Hefe- und Fadenpilzen unterscheiden zu können. Die nachfolgende Kultur dient dann der Bestätigung des mikroskopischen Ergebnisses.

Oft wird die Frage der ursächlichen Bedeutung der Candida albicans für bestimmte Hauterscheinungen aufgeworfen. Wir möchten uns der Meinung von KALKOFF anschließen, daß die Pathogenität um so wahrscheinlicher ist, je mehr Hefeelemente im Kalilaugenpräparat gefunden werden. Auch pflegen in solchen Fällen die Kulturröhrchen mit Hefekolonien übersät zu sein.

Wenn wir nun die Patienten der Münchener Klinik, die während der letzten 3 Jahre die Ambulanz mit Inguinalläsionen aufsuchten, zusammenfassen, ergibt sich folgendes Bild (Tab. 1).

Auswertung der Tab. 1: In der 1. Spalte ist die Zahl der Patienten angeführt, deren Schuppen mikroskopisch untersucht wurden. In der 2. Spalte haben wir nur

Tabelle 1. *Übersicht über die aus Inguinalläsionen isolierten Fadenpilze und Candida albicans*

Zahl der Patienten	nur mikr.	Fadenpilze		Sproßpilz
		Trichophyton rubrum	Epidermophyton floccosum	Candida albicans
1959	28	14	8	—	6
1960	58	37	7	3	11
1961	93	48	10	10	25

die mikroskopisch positiven Fadenpilzbefunde festgehalten. Es handelt sich hierbei vorwiegend um Personen mit ausgedehnter Tinea auch an Händen, Füßen und Nägeln. Von diesen wurden keine Kulturen angelegt.

In den nächsten Spalten finden wir die kulturellen Ergebnisse der Patienten, die teils einseitig, teils beidseitig *nur* in der Inguinalgegend krankhafte Veränderungen aufwiesen. Wie Sie sehen, stehen 1959 8 Trichophyton rubrum-Infektionen 6 Candida albicans-Infektionen gegenüber.

1960 waren es bereits 7 T. rubrum- und 3 E. floccosum-Infektionen gegenüber 11 Candida albicans-Infektionen, und 1961 züchteten wir je 10 T. rubrum- und E. floccosum-Stämme und 25 mal Candida albicans. In über der Hälfte der Fälle lagen also in der Leistenbeuge Soorinfektionen vor. Die Klassifizierung erfolgte in allen Fällen durch Überimpfung auf Reisagar nach RIETH-ITO-SCHIRREN.

Tabelle 2. *Die Zunahme der Candida albicans-Züchtung aus Inguinalläsionen 1959—1961*

	1959	1960	1961
Candida albicans	6 (3)	11 (8)	25 (17)

In der Tab. 2 haben wir nochmals unsere Candida albicans-Fälle zusammengestellt und in den Klammern die Zahl der bereits mikroskopisch im Kalilaugenpräparat diagnostizierten Hefebefunde angegeben. Aus unseren Darlegungen ist zu folgern, daß es sich bei den 42 Infektionen 28 mal mit hoher Wahrscheinlichkeit um eine kausal-pathogene Soorinfektion gehandelt hat, 14 mal aber um einen sekundären Hefebefall. Dem entsprach in etwa auch das klinische Bild und der weitere Verlauf. In den Fällen mit sekundärem Hefebefall lag in der Tat mehr das Bild eines intertriginösen Ekzems vor.

Was die Therapie betrifft, haben sich uns $^1/_2$%ige bis 1%ige wäßrige Pyoktaninlösungen oder Sol. Castellani weit besser bewährt als Moronalpräparate. Ferner suchten wir die Ursache der Resistenzschwäche zu klären, wobei die Durchuntersuchung in den meisten Fällen jedoch lediglich eine geringe Anämie erbrachte. Durch intravenös zugeführtes Serumeisen (Ferronascin, Ferrovit) glaubten wir in Einzelfällen eine beschleunigte Abheilung der Hautherde gesehen zu haben, im Vergleich mit den nur lokal behandelten Patienten.

Fräulein Dr. M. REICHENBERGER,
Hautklinik der Städt. Krankenanstalten
43 Essen

Seltene Hautlokalisationen der Candida-Mykose

Von

D. JANKE, Fulda

Von den seltenen Candidamykosen möchte ich vor allem eine Lokalisation herausgreifen und diskutieren — und zwar den Befall der Haarfollikel mit Candida.

Im allgemeinen gilt das Fehlen einer Keratinophilie als typisch für Pilze der Gattung Candida. In vereinzelten Mitteilungen, zuletzt von SYLVEST sowie SCHIRREN und RIETH, wurde über den Befall der Haarfollikel mit Candida berichtet. Eine entsprechende Beobachtung möchte ich Ihnen jetzt demonstrieren:

Bei einem 58jährigen Molkereiarbeiter bestanden Beläge auf der Zunge, an Wangen- und Lippenschleimhaut und seit 25 Jahren eine Makroglossie. Auf der Oberlippe und perioral fand sich ein follikuläres Ekzem mit Schuppen und Pusteln. Die follikulären Papeln und Pusteln werden von einem Barthaar durchbohrt, und aus dem Follikeltrichter entleert sich ein bröckeliger gelblicher Eiter. Neben Mundwinkelrhagaden zeigten sich an der Wangenhaut kleinfleckige bräunliche hyperkeratotische, ,,Keratoma senile'' ähnliche Herde. Die vergrößerte und starre Zunge zeigt Zahnimpressionen, tiefe Längsfurchen und am Grund pflastersteinartig angeordnete Granulationen. Diese Zungenveränderungen entsprechen den von SCHUERMANN beschriebenen Befunden der Glossitis granulomatosa beim Melkersson-Rosenthal-Syndrom.

Mikroskopische und kulturelle Untersuchungen erbrachten aus Zungen- und Schleimhautbelägen, aus perioralen Schuppen, Hyperkeratosen der Wange, wie auch aus Pustelinhalt und peripilären Epithelscheiden Candida albicans mit typischem Sproßmycel.

An den lockersitzenden Haaren zeigten sich peripiläre Scheiden aus Sproßmycel und Follikelepithelresten, jedoch kein intrapiläres Pilzwachstum.

Die histologischen Untersuchungen zeigten in Follikelnähe entzündliche Infiltrate mit Lymphocyten, Plasma- und Riesenzellen. Im Epithel der erweiterten Follikel finden sich bis in die Tiefe Sproßmycelien (PAS-Reaktion), desgleichen in der Epidermis.

Gewebeproben der Zunge ergaben in den oberen Muskelfasern ein ausgedehntes Ödem und tiefer Infiltrate aus Lymphocyten, Histiocyten, Plasmazellen und kleine Granulome mit Fremdkörperriesenzellen. Dieser Befund entsprach der Glossitis granulomatosa.

Moronalsalbenbehandlung führte nach 3 Wochen zur Abheilung der Follikulitis wie auch der Hyperkeratosen auf der Wange.

Es handelt sich also um eine Glossitis granulomatosa des Melkersson-Rosenthal-Syndroms als Grundkrankheit sowie um eine follikuläre Candidamykose, eine Candidamykose von Mund- und Zungenschleimhaut sowie um eine hyperkeratotische Candidamykose der Gesichtshaut.

Während Candidamykosen der Schleimhäute keine positiven Sero-Reaktionen zeigen, möchten wir den regelmäßigen Pilzantikörper-Nachweis bei unserem Pat. mittels Fungistasetest und KBR als Antwort des Organismus auf die follikuläre bzw. perifollikuläre Candidamykose deuten nach Übergang der Pilztoxine ins perifollikuläre Gewebe, das ja mit Lymphocyten, Plasma- und Riesenzellen antwortet.

Uns interessierte nun, ob eine Keratinophilie auch bei Candida albicans vorliegt? Zur experimentellen Prüfung verwendeten wir einen Nährboden aus Agar, gemischt mit winzigen Haarteilchen, die mittels elektrischem Rasierapparat gewonnen waren. Die auf diesen Haar-Agar geimpfte Candida albicans zeigte mikroskopisch auch nach tagelanger Inkubation bei 37°C ausschließlich Rundzellen und keinerlei Sproß- oder Fadenmycel ebenso wie die auf reinem Agar ohne Haarzusatz wachsende Candida. Dieses Ergebnis spricht gegen eine Keratinophilie von Candida albicans. Das gleiche Ergebnis wird auch bei Kulturen auf isolierten Haaren nach der eleganten Technik von VANBREUSEGHEM erzielt. Am gespannt fixierten Haar angebrachte Candida-Kulturpartikelchen zeigen kein Einwachsen und Frakturierung des Haares.

Noch nie wurde Candida-Wachstum intrapilär überzeugend beschrieben. Bei den beschriebenen Follikulitiden wurde Candida nur im Haarfollikel nachgewiesen. SYLVEST konnte bei 20 1948 beobachteten Candida-Follikulitiden keinen Befall der Haare nachweisen. SCHIRREN und RIETH erwähnen 1956 in ihrer Arbeit über eine durch Candida verursachte Follikulitis barbae, ,,daß nach Wegdrücken der peripilären Sproßmycelscheide im Innern des Haares Pilzfäden nachzuweisen waren". Leider beschreiben sie diese ,,Pilzfäden" nicht näher und geben auch keine Abbildung dieses außerordentlich wichtigen Befundes.

Intrapiläres Pilzwachstum zeigt sich meist nicht in Fäden, sondern bei allen endothrichen Pilzen in Form von kettenartig aneinandergereihten rundlichen bis quadratischen Gliedern, entsprechend den Tarses faviques im Haar, also in einer Gestalt, die ich als die ,,parasitäre" Form der Haarpilze, gleichgültig ob Trichophyton, Mikrosporum oder Hetepilz, bezeichnen möchte mit kleinstmöglicher Oberfläche als Gewebeanpassung — gegenüber der ,,saprophytischen" Wuchsform in sporentragendem Faden- oder Sproß-Mycel auf Nährböden im Reagenzglas. Im straffen Gewebe zeigt Candida sehr kleine Rundzellen, während sich nur in lockerem bzw. nekrotischem Gewebe, wie z. B. in der obersten Hornschicht oder in den Alveolen der Lunge, Sproßmycel bilden kann.

Dr. D. JANKE,
64 Fulda
Bahnhofstraße 7

Aus der Universitäts-Hautklinik Hamburg-Eppendorf
(Direktor: Prof. Dr. Dr. J. KIMMIG)

Hefepilze auf gesunder Haut

Von

C. SCHIRREN, Hamburg

Im Rahmen einer Diskussion über die Besiedlung des kranken Organismus mit Hefepilzen muß für den Dermatologen auch die Frage von besonderer Bedeutung sein:

a) Findet man auf der gesunden Haut Hefepilze?
b) Welche Hefepilze finden sich dabei?

Wir haben gemeinsam mit LEUTNER diese Fragen bei 500 Patienten männlichen und weiblichen Geschlechtes untersucht. Jeweils 125 Personen entfielen in jeder Gruppe auf ambulante und stationäre Patienten. Es wurden nur Personen herangezogen, die an der übrigen Haut sonst keinerlei weitere ekzematische Veränderungen aufwiesen. Das Untersuchungsmaterial wurde aus den Ohren, von Händen und Füßen und vom Nabel entnommen. Ganz bewußt haben wir die Zahl von 500 Personen ausgewählt, um einen repräsentativen Überblick zu erhalten und um allgemeinverbindliche Aussagen machen zu können.

Tabelle 1 vermittelt einen Überblick des untersuchten Personenkreises mit Angabe des Prozentsatzes der positiven Befunde; dabei fällt besonders auf, daß bei

Tabelle 1. *Hefepilze auf gesunder Haut bei 500 Personen*

Männer	Gruppe I (125)	ambulant	Hefebefall in 70% = 87
	Gruppe II (125)	stationär	Hefebefall in 55% = 69
Frauen	Gruppe III (125)	ambulant	Hefebefall in 52% = 65
	Gruppe IV (125)	stationär	Hefebefall in 26% = 32
			253

den ambulanten Patienten (männl. und weibl.) in einem erheblich höheren Grade Hefepilze auf gesunder Haut nachzuweisen waren. Insgesamt gesehen ist der Prozentsatz von Hefepilzen auf gesunder Haut bei Männern größer als bei Frauen.

Tabelle 2 veranschaulicht die Untersuchungsergebnisse der positiven Befunde, aufgeschlüsselt nach den einzelnen Entnahmestellen. Es ergibt sich aus dieser Auf-

Tabelle 2. *Hefepilzbefall verschiedener Körperregionen (gesunde Haut)*

	Ohren %	Hände %	Füße %	Nabel %
Gruppe I	11,2	16,4	35,7	3,5
Gruppe II	7,15	12,0	22,5	8,8
Gruppe III	6,76	11,5	30,7	2,7
Gruppe IV	1,30	9,6	12,2	2,9

stellung der enorm hohe Prozentsatz von Hefebefunden an den Füßen, der sicher eine Folge des allgemein dort herrschenden feucht-warmen Milieus als ideales Nährmedium für die Hefepilze ist.

Schlüsselt man nun weiterhin die Gesamtbefunde nach den einzelnen Hefestämmen auf (Tab. 3), dann zeigt sich ein Prozentsatz von 4,2% für Candida albicans; das bedeutet: *die* Hefe, die unter bestimmten Bedingungen schwere Hauterscheinungen hervorrufen bzw. unterhalten kann, findet sich auch normalerweise auf der gesunden Haut, aber in einem ganz verschwindend geringen Prozentsatz. Damit kann keine Rede mehr davon sein, daß Candida albicans ein „ubiquitär vorkommender" und somit bedeutungsloser Hefepilz ist.

Tabelle 3. *Aufschlüsselung der einzelnen Hefestämme auf gesunder Haut*

	%
Candida albicans	4,2
Candida scottii	2,3
Candida parapsilosis . .	11,6
Candida guilliermondii .	3,5
Candida tropicalis . . .	3,2
Torulopsis aeria	6,3
Torulopsis famata . . .	28,7
Torulopsis sake	2,3
Torulopsis candida . . .	2,7
Torulopsis dattila	9,5
Trichosporum cutaneum .	5,6
Rhodotorula-Arten . . .	6,5

Priv.-Doz. Dr. CARL SCHIRREN, Univ.-Hautklinik
2 Hamburg-Eppendorf

Aus der Werksärztlichen Abteilung der Phoenix Gummiwerke Aktiengesellschaft
Hamburg-Harburg (Leiter: Dr. P. HANSEN)

Fußmykosen durch Hefepilze im Industriebetrieb

Von

P. HANSEN, Hamburg

Seit 1954 wurde in regelmäßigen Abständen ein großer Teil der Betriebsangehörigen der Phoenix Gummiwerke regelmäßig auf Fußmykosen untersucht. Die Untersuchung erfolgte nicht nur nach klinischen Gesichtspunkten, sondern in erheblichem Umfange auch mikroskopisch und kulturell und wurde, in enger Zusammenarbeit mit der Universitäts-Hautklinik Hamburg-Eppendorf, im werkseigenen mykologischen Labor durchgeführt.

Bei der Erstuntersuchung betrug die Zahl der von 1556 Personen isolierten Hefen und hefeähnlichen Pilze 531 (= 34,1%). Im Vergleich dazu waren 562 Personen (= 36,1%) von Dermatophyten befallen, wie die kulturelle Untersuchung ergab. Die Zahl der positiven Nativpräparate betrug 703 (= 45,2%).

Versucht man, aus klinischem Bild, Nativpräparat und Pilzkultur ein Urteil zu gewinnen, inwieweit Hefepilze überhaupt als Erreger von Fußmykosen in Betracht kommen, so muß zunächst eliminiert werden, was an Anflugkeimen aus der Umgebung auf die Füße und insbesondere zwischen die Zehen gelangt. Ferner ist zu berücksichtigen, daß Hefepilze — wie in allen Falten des Körpers — auch in den Interdigitalräumen in Schmutz, Exkreten und Hautabschilferungen saprophytieren können, ohne daß es zu Krankheitserscheinungen kommen muß.

Bei kritischer Beurteilung der Hefen als ätiologischem Faktor bei Fußmykosen ist ferner zu berücksichtigen, daß man die Hefen unterteilen muß in solche, die nachweislich auch unter begünstigenden Umständen immer apathogen bleiben, wie z. B. Saccharomyces cerevisiae (Bierhefe), Candida reukaufii (Nektarhefe), und in solche, die als Nosoparasiten unter Umständen deletäre pathogene Eigenschaften haben, wie z. B. Candida albicans oder Cryptococcus neoformans.

Die Installierung von Fußsprühanlagen in den Waschräumen des Werkes und die regelmäßige Besprühung der Füße mit einer pilzfeindlichen Lösung führte zu einer sehr starken Keimreduzierung in den Interdigitalräumen der untersuchten Industriearbeiter. Auffällig dabei war, daß die Hefen in stärkerem Maße reduziert wurden als die Dermatophyten. Bei einer Zwischenuntersuchung im Jahre 1958 war der Anteil der Hefen von 34,1% auf 25,1% zurückgegangen, während die Dermatophyten immer noch 32,6% ausmachten. Stichproben in den Jahren 1960 und 1961 zeigten, daß die konsequenten prophylaktischen Maßnahmen zu einem weiteren Rückgang der Hefen auf etwa 20% geführt haben.

Unter den Patienten, die trotz Benutzung der Fußsprühanlage mehr oder weniger latent oder rezidivierend an Fußmykosen leiden, befinden sich zahlreiche, bei denen aus den Krankheitserscheinungen niemals Dermatophyten, sondern immer nur Hefen, und zwar meist Candida parapsilosis, Candida albicans und Candida tropicalis isoliert werden konnten. Das Nativpräparat zeigte dabei nicht selten Pilzfäden, aber durchaus nicht immer waren typische Sproßzellen außerdem nachzuweisen. Wies das Nativpräparat keine Pilzfäden auf, dann waren auch nur äußerst selten Sproßzellen als solche sicher zu erkennen, obwohl die Kultur kurz darauf massenhaftes Hefewachstum zeigte und damit bewies, daß im Nativpräparat Hefen zwar enthalten waren, aber trotz Übung und Aufmerksamkeit auch von Kontrolluntersuchern nicht ausgemacht werden konnten. Dies scheint für die kritische Beurteilung des Nativpräparates und für die Diagnostik von Bedeutung zu sein.

Aus unsern Beobachtungen kann insgesamt gefolgert werden, daß trotz dem in nennenswertem Umfange vorhandenen Vorkommen von apathogenen Hefen in den Interdigitalräumen von Industriearbeitern, dennoch ein beträchtlicher Prozentsatz von fakultativ pathogenen Fadenhefen als Erreger von Fußmykosen, in Betracht gezogen werden muß.

Dr. P. HANSEN, Phoenix-Gummiwerke AG,
21 Hamburg-Harburg

Aus der Universitäts-Hautklinik Hamburg-Eppendorf
(Direktor: Prof. Dr. Dr. J. Kimmig)

Doppelinfektionen durch Hefen und Dermatophyten

Von

A. R. Memmesheimer jr., Hamburg

Um einen genauen Überblick über die Häufigkeit von Mischinfektionen durch Hefen und Dermatophyten zu erhalten, wurden die Ergebnisse der mykologischen Untersuchungsproben an der Universitäts-Hautklinik Hamburg-Eppendorf wie folgt zusammengestellt (Tab. 1 u. 2):

Tabelle 1. *Mykologische Untersuchungsproben von Haut und Nägeln aus dem Jahre 1961*

Gesamtzahl:	4578 =	100,0%
Hefen bzw. Dermatophyten nachgewiesen:	1447 =	31,6%
Hefen:	742 =	16,2%
Dermatophyten:	839 =	18,3%
Hefen + Dermatophyten:	134 =	2,9%

Tabelle 2. *Kulturell positive Dermatomykosen aus dem Jahre 1961*

Gesamtzahl:	1447 =	100,0%
davon: Hefen:	742 =	51,4%
Dermatophyten:	839 =	58,0%
Hefen + Dermatophyten:	134 =	9,4%
T. rubrum + Hefen	113 =	7,9%
T. mentagr. + Hefen	17 =	1,2%
andere + Hefen	3 =	0,3%

Nur knapp 3% aller Untersuchungsproben und nur 9,4% aller kulturell positiven Befunde sind Mischinfektionen. Demnach ist der Befall von Haut und Nägeln mit Hefepilzen, die sich einer Dermatophyteninfektion aufgepfropft haben, nicht so sehr häufig. Mit 134 Mischinfektionen — als absolute Zahl — liegt aber dennoch ein Ausmaß vor, das eine Behandlung der Dermatophyten und zusätzlich auch der Hefen erfordert.

Diese Tatsachen zwingen zu folgender Fragestellung:

Ist bei einer Behandlung einer Dermatomykose mit Griseofulvin der Stillstand im Heilungsprozeß nach anfänglicher Besserung darauf zurückzuführen, daß die Erkrankung nach Eliminierung der Dermatophyten nun allein durch Hefen unterhalten wird?

Dr. A. R. Memmesheimer jr.,
Univ.-Hautklinik
2 Hamburg-Eppendorf

Aussprache

Herr HEITE (Freiburg):
Anfrage an GÖTZ. Sie haben Zahlen angegeben, wie häufig Sie in Hautläsionen Candida albicans finden. Derartige Zahlen bedeuten im allgemeinen nicht sehr viel. Es ist aber meines Erachtens ein Unterschied, ob in einer Pilzkultur nur eine einzige Kolonie von Candida albicans gezüchtet wird, oder ob in der Kultur ein massenhaftes Wachstum zu beobachten ist. Wenn Sie Ihre Zahlen nun aufgliedern würden in vereinzeltes, reichliches und massives Wachstum von Candida albicans, würden diese Zahlen dann nicht doch eine Informationsquelle darstellen?

Herr GÖTZ (Essen):
Unsere Untersuchungen sind rein qualitativer Natur. Über die Mengen hinsichtlich der Kulturzahl in den einzelnen Primärkulturen ist keine Aussage gemacht worden. Wenn wir überhaupt Candida albicans fanden, haben wir einen positiven Vermerk gemacht. Es kann kein Zweifel bestehen, daß wir natürlich eine sehr viel größere Chance haben, Candida albicans zu züchten, wenn wir den Abstrich von erkrankten Hautpartien machen. Vor einigen Jahren haben wir in München Untersuchungen über die Hefebesiedlung von Ekzemen durchgeführt. Dabei wurden in 64% der Fälle Hefen (12% Candida albicans) nachgewiesen. Wenn wir gesunde Haut untersuchten, dann fanden wir nur in 14% der Fälle (ausschließlich der intertriginösen Partien) Hefepilze, aber keine C. albicans. Die Angabe der einzelnen Autoren ist sehr wichtig, unter welchen Bedingungen das Material abgenommen und die Hefen gezüchtet worden sind. Es ist ferner interessant, daß die Patienten mit Hefebefall im Ekzemherd auch auf der gesunden Haut in erhöhtem Maße Hefen besaßen.

Herr JANKE (Fulda):
Zu Herrn GÖTZ: Ich möchte nicht annehmen, daß Kinder und Säuglinge für eine Candida albicans-Infektion besonders prädestiniert sind. Das Vorkommen einer Candida-Mykose des Säuglings ist trotz des hohen Prozentsatzes von Candida-Befall der Vagina bei Schwangeren selten.

Herr SCHUERMANN (Bonn):
Wir haben mehr die Erfahrungen wie Herr GÖTZ, daß bei Kindern, nicht nur bei Säuglingen, sondern auch bei Kleinkindern Soor häufig vorkommt.

In Ihrer Tabelle sollten unter der Rubrik „Kachexie" auch die Kreislaufabwegigkeiten erwähnt werden.

Das gilt ja örtlich auch für die Akrocyanose, Paronychien bei Frauen usw. Ich bitte darauf zu achten, wie häufig bei Candida-Mykosen Hypertonus und speziell labiler Hypertonus ist. — Wir haben Zungen mit positivem Candida-Befund sehr häufig bei der Glossitis granulomatosa. Unter 60 Fällen von Melkersson-Rosenthal-Syndrom haben wir 9mal eine Glossitis granulomatosa und bei allen einen mehr oder weniger starken Candida-Befall. Bei allen haben wir den Serum-Fungistase-Test durchgeführt, der stets negativ war. Wir haben einen weiteren Patienten gehabt, der eine ähnliche Zunge aufwies, wie bei der Glossitis granulomatosa mit massenhaft Candida, die nach Moronal-Dragees kaum beeinflußbar war. In diesem Fall war der Serum-Fungistase-Test positiv. Dieser 15jährige hatte eine Candidasis granulomatosa; er starb an einer Candida-Meningitis mit 17 Jahren. Ich frage mich heute, nachdem wir in den letzten Jahren mehr über diese Dinge erfahren haben, ob es nicht isolierte Candida-Granulome gibt, die nicht im Zusammenhang mit Allgemeinkrankheiten stehen.

Herr KADEN (Berlin):
Beim Problem der Pathogenität von C. albicans besteht Ähnlichkeit mit den als Anflugpilzen bekannten Schimmeln. C. albicans ist ein Opportunist.

Herr SCHODERER (Hamburg):

Beim Befall der Schleimhäute wird im allgemeinen stets von Mund, Vagina und After gesprochen. Ich möchte fragen, ob etwas über ähnliche Hefe-Infektionen an der Nasenschleimhaut bekannt ist. Es wäre denkbar, daß auch an der Nase derartige Infektionen vorkommen, zumal die Nase ja auch direkt mit der Außenwelt in Berührung steht und ständig einen Nachschub von C. albicans von außen erhalten kann.

Herr KIMMIG (Hamburg):

Mir sind Fälle von allergischer Rhinitis auf Candida albicans bekannt, die auch in der Literatur mitgeteilt sind. Diese Fälle sind allerdings sehr selten. Ich habe allerdings noch kein Nasenschleimhautgranulom durch Candida albicans gesehen.

Herr MEMMESHEIMER sen. (Essen):

Wir müssen zwischen dem Laboratorium und den klinischen Belangen unterscheiden. In der Klinik wird leider immer zu wenig der „Nährboden Mensch" berücksichtigt, der eine große Variationsbreite besitzt.

Herr SCHIRREN sen. (Kiel):

Sol. Castellani ist bei der Candida-Infektion in der Inguinalgegend dem Moronal nicht nur überlegen, sondern es ist weitaus das beste Antimykoticum und zudem wesentlich billiger.

Herr ADAM (Tübingen):

Hinweis auf die Bedeutung des Actidion für die mykologische Diagnostik; die Ausbeute an Dermatophyten ist erheblich größer geworden, da sie durch die Schimmel auf Grund des Actidion-Zusatzes zum Nährboden nicht mehr überwuchert werden. Diskussion der Frage, ob Schimmelpilze oder Hefen pathogenetisch als entscheidendes Agens bei Nagelbefall in Betracht kommen.

Herr MÜLHENS (Hamburg):

Herr POLEMANN führte aus, daß die einzelnen Desinfektionsmittel gegenüber den Sproßpilzen nicht befriedigend wirken. Im Normenausschuß für die Prüfung der Desinfektionsmittel in der Deutschen Gesellschaft für Hygiene und Mikrobiologie haben wir seit 1952 die Prüfung auf Trichophyton- und Candida-Wirkung durchgeführt. Wir haben dabei häufig festgestellt, daß eine Reihe der handelsüblichen Desinfektionsmittel nicht ausreichend wirksam ist. Die Frage ist hier dieselbe wie bei der Testung gegen Staphylokokken: man muß hohe Konzentrationen anwenden und diese dann lange Zeit (4—6 Std) einwirken lassen. Am besten bewährt haben sich die komplizierten Phenole, die sog. viruziden Mittel, bisher bei der Candidamykose und dann auch die Quats(quartäre -onium-Verbindungen). Auch die Haftfähigkeit der einzelnen antimykotisch wirksamen Substanzen muß Berücksichtigung finden.

Herr JANKE (Fulda):

Bei qualitativen und quantitativen Untersuchungen der Luft von Klinikräumen auf Pilze mit Hilfe einer eigens dafür entwickelten Membranfilter-Saugmethode konnten wir nur in Krankenzimmern einer Dermatolog. Klinik Candida albicans nachweisen und nicht in Räumen der benachbarten HNO- und chirurgischen Klinik. Dazu Bilddemonstrationen.

Herr ADAM (Tübingen):

In den vergangenen 3 Jahren wurden an der Universitäts-Hautklinik Tübingen mit eingesandtem oder von Kranken der Klinik stammendem Untersuchungsgut

1750 Pilzkulturen angelegt. Insgesamt 745 Kulturen (= 42%) wurden mit Dermatophyten bewachsen. Bei Onychomykosen wurden 324mal Dermatophyten allein und 136mal sowohl Dermatophyten als auch Hefen gezüchtet; bei dem sonstigen Material ließen sich 246mal Dermatophyten allein und nur 39mal gemeinsames Vorkommen von Dermatophyten und Hefen nachweisen.

Die Häufigkeit des gleichzeitigen Fundes von Dermatophyten und Hefen bei Onychomykosen läßt es — unabhängig vom Ergebnis der Differenzierung — fraglich erscheinen, ob in diesen Fällen dem Hefenachweis eine für das Krankheitsbild ätiologische Bedeutung zukommt. Wahrscheinlicher ist, daß die Hefen in dem durch den Dermatophyten zerstörten und aufgelockerten Keratin saprophytieren.

Herr JANKE (Fulda):

Doppelinfektionen durch Hefen und Dermatophyten werden unter Griseofulvinbehandlung manifest. Bilddemonstration einer Nagelmykose (Trichophyton mentagrophytes), die nach 6 Monaten Griseofulvinbehandlung z. Z. weitgehender Abheilung von einer Candida-Paronychie kompliziert wurde. Es handelt sich wohl um indirekte Stimulation von Candida albicans nach Beseitigung des Trichophytons aus der lädierten Nagelplatte, so daß die Candida-Paronychie manifest werden konnte. Im Anschluß an die Griseofulvin-Therapie folgte Moronalbehandlung. Vielleicht sollte man beide Antibiotica gleichzeitig anwenden, wenn im mikroskopischen und kulturellen Erstbefund neben Trichophyton auch Candida-Arten nachweisbar sind.

C. Hefen und Nagelmykosen

Aus der Hautklinik der Westfälischen Wilhelms-Universität, Münster
(Direktor: Prof. Dr. P. JORDAN)

Paronychien im Gaststättengewerbe

Von

F. FEGELER, G. FORCK u. P. JORDAN, Münster

Mit 4 Abbildungen

Paronychien sind bekanntlich nicht selten. An der Klinik in Münster hat sich früher besonders BLAICH mit ihrer zirkulatorischen Bedingtheit befaßt. Die Paronychien gelten in erster Linie als Hausfrauenkrankheit. Bei einem Teil von ihnen findet man Candida albicans. Paronychien durch Hefepilze als *beruflich* erworbene Erkrankungen kennt man z. B. bei Konditoren, insbesondere Zuckerbäckern und bei Arbeiterinnen in der Obst- und Gemüse-Konservenindustrie, dort allerdings nahezu ausschließlich, wenn mit Zucker gearbeitet wird: im ,,süßen", nicht im ,,sauren" Betrieb (HÜBSCHMANN, JIRASEK und FRAGNER). Die Paronychia blastomycetica wurde von KINGERY-THIENES bei nahezu 70% aller Arbeiterinnen in Zuckerfrüchte-Konservenfabriken im Nordwesten der USA beschrieben.

Dem einen von uns (J.) war seit langem aufgefallen, daß Paronychien, bei denen man Candida albicans nachweisen kann, vor allem auch bei Personen vorkommen, die im Gaststättengewerbe mit dem Spülen von Biergläsern beschäftigt sind.

Eine Beobachtung aus neuerer Zeit (vom Nov. 1961) gab die Möglichkeit, den Bedingungen, unter denen solche Paronychien entstehen, näher nachzugehen. Bei einer 37jährigen Gastwirtsfrau war vor 7 Monaten eine leicht schmerzhafte Rötung am Nagelwall des rechten Ringfingers aufgetreten, kurze Zeit später an weiteren Nagelwällen, vorwiegend der mittleren drei Finger beider Hände. Bei der Untersuchung zeigten sich die Nägel teilweise grau-gelblich-grün und durch Querrillen deformiert.

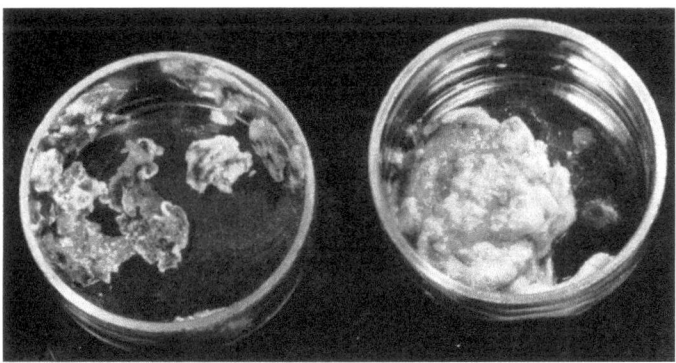

Abb. 1. Sogenannter Bierschleim (aus den Abflußrohren des Spülbeckens)

Mykologisch wurde von allen Entnahmestellen in den Nagelwällen und den veränderten Nägeln kulturell *Candida albicans* (in Reinkultur) nachgewiesen. In der Gastwirtschaft konnten die Abflußrohre des Spülbeckens für die Biergläser untersucht werden (sie waren zuletzt „vor gut 8 Tagen" gereinigt worden). Im gesamten Bereich der Abflußrohre fand sich eine schleimige Masse, die unter den Gastwirten als „*Bierschleim*" bezeichnet wird (Abb. 1). Von den von verschiedenen Stellen abgenommenen Bierschleim wurden Kulturen auf Grütz- und Cycloheximidagar angelegt. Die Untersuchung dieses Bierschleims im Nativpräparat ergab, daß er nahezu aus einer Reinkultur von Pilzen bestand (Abb. 2). In den Kulturröhrchen wuchs neben nicht näher differenzierten Trichosporonarten und Hefepilzen Candida albicans, die auf dem von RIETH zur Differenzierung empfohlenen Reisagar in der Mikrokultur typische Chlamydosporen bildete (Abb. 3).

Nach Angabe der Pat. hätten *mehrere Gastwirtsfrauen der Umgebung* ähnliche Veränderungen an den Fingernägeln. Eine von ihnen, aus der Nachbarschaft, konnte untersucht werden: Es wurde das gleiche Ergebnis erzielt — bei der Paronychie und in den Abflußrohren des Spülbeckens.

Inzwischen suchten eine weitere Angestellte und ein Angestellter aus Gastwirtschaften der Umgebung mit schon seit mehreren Monaten

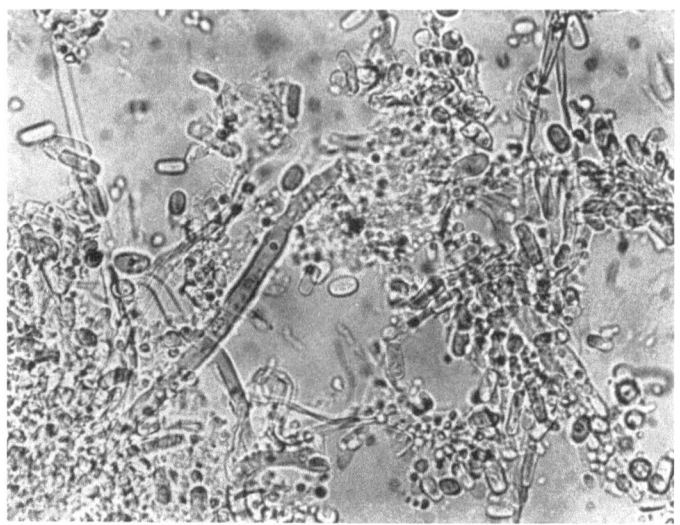

Abb. 2. Verschiedene Hefepilze im Kalilaugepräparat des Bierschleims

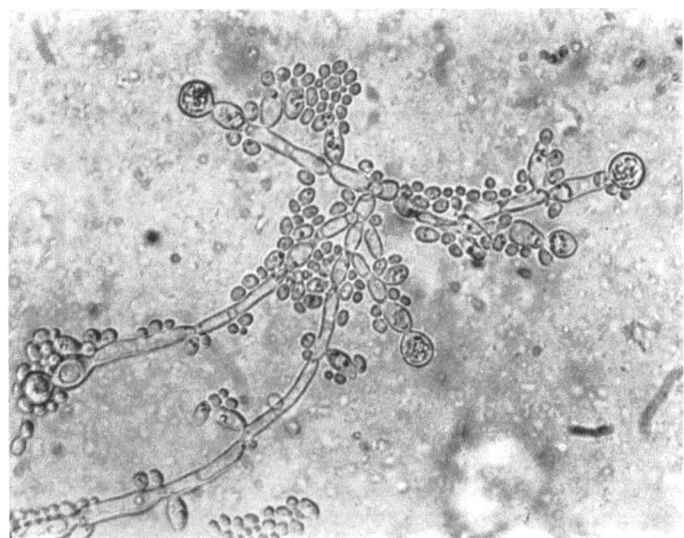

Abb. 3. Mikrokultur von Candida albicans auf Reisagar (aus Bierschleim gezüchtet)

bestehenden Paronychien die Poliklinik auf; auch bei ihnen wurde aus den Nagelwällen Candida albicans gezüchtet. Untersuchungen in größerem

Maße über die Häufigkeit solcher Paronychien und ihrer speziellen Ursachen wurden nach Rücksprache mit entsprechenden Stellen eingeleitet.

Daß die kandidamyzetische Paronychie im Gastwirtsgewerbe häufiger vorkommt, kann wohl mit Bestimmtheit angenommen werden. Das Ergebnis der erwähnten systematischen Untersuchungen, wie sie bisher wohl noch nie gemacht worden sind, steht aber noch aus.

Zur *Pathogenese* im einzelnen ist folgendes zu sagen: Eine sehr wesentliche Ursache auch für die Paronychie der Gastwirtsgewerbe ist wohl das beim Biergläserspülen nahezu dauernde *Hantieren in feuchtem und kaltem Milieu*. Neben dieser allgemeinen äußeren Voraussetzung kommt aber sicherlich als wesentlicher Faktor eine gewisse individuelle zu Spasmen neigende Disposition der peripheren arteriellen Gefäße hinzu.

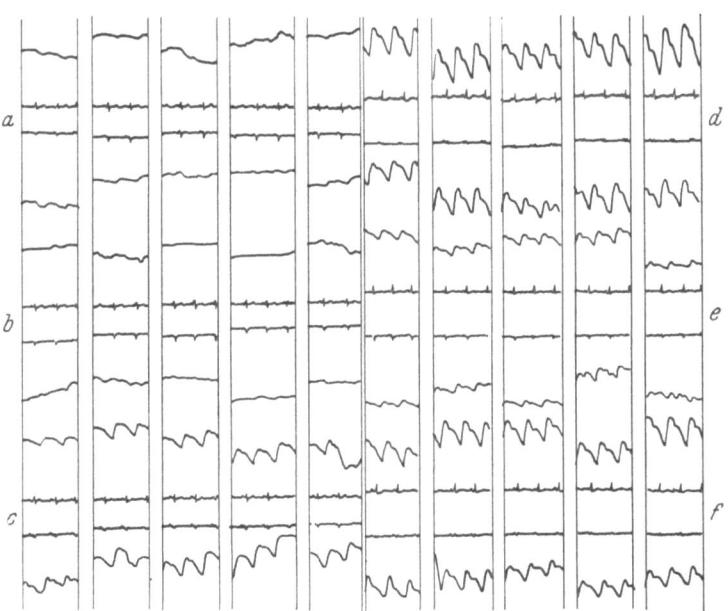

Abb. 4. Volumenpulse der Finger 1—10 bei einer Patientin mit Paronychie (*a—c*) und einer gesunden Kontrollperson (*d—f*). *a, d* = Normaltonus, *b, e* = Kaltwassertonus, *c, f* = Warmwassertonus

Bei den 4 oben angeführten Personen fiel eine deutliche Akrocyanose auf. Besonders die Frauen klagten über Neigung zu kalten Händen. Das entspricht den an der Klinik auch sonst erhobenen Befunden. In neuerer Zeit hat FORCK bei Patienten mit Paronychien durch Volumenpulsmessungen nach einer im Prinzip von MATTHES angegebenen Methode nahezu bei allen, auch bei den oben angeführten Patienten, eine erhebliche funktionell-spastische Einstellung der peripheren arteriellen Gefäße feststellen können. In Abb. 4 findet sich das Ergebnis einer solchen Untersuchung bei einer Patientin mit chronischer Paronychie und einer gesunden etwa gleichaltrigen Kontrollperson. Auf den in dieser Weise vorbereiteten Boden treffen die Candida-Pilze. Der Kontakt findet offenbar so statt, daß auf dem Wege über das Bierglas der ubiquitär in der Mundhöhle vorkommende Hefepilz Candida albicans mit dem Speichel beim Spülen der Gläser in die Spülflüssigkeit des Abwaschbeckens gelangt.

Eine besondere Desinfektion dieses Abwaschbeckens pflegt wohl nicht zu erfolgen und ist laut Auskunft des entsprechenden Dezernats des Ordnungsamtes z. B. gesetzlich auch nicht vorgeschrieben. Die regelmäßige Kontrolle, welcher die Gaststätten in dieser Hinsicht unterliegen, besteht darin, daß sog. Bierleitungsreiniger alle 14 Tage die Bierleitungen „säubern".

Auf die Analogie der Erosio blastomycetica interdigitalis der Konditoren und dieser Paronychie der Gastwirte braucht wohl nicht hingewiesen zu werden. Bei Bier*brauern* sind Paronychien durch Hefepilze schon recht lange bekannt. HELLER führte sie z. B. 1926 unter den Schädigungen der Nägel durch Beruf und gewerbliche Arbeit auf. Dieser „Nagelpilz" der Bierbrauer wurde besonders auf das Reinigen der Gärbottiche zurückgeführt, wobei nicht selten die festsitzende Hefe mit den Fingernägeln abgekratzt wurde. Demgegenüber wird wohl das Vorkommen von beruflich bedingten Paronychien bei Personen, die speziell mit dem Spülen von Biergläsern beschäftigt sind, noch nicht genügend gewürdigt. Dies erfuhren wir z. B. durch eine Anfrage von der zuständigen Berufsgenossenschaft. Offenbar ist diese Erkrankungsform im „großen Topf" der chronischen Paronychien als „Hausfrauenkrankheit" untergegangen.

Die kandidamyzetische Paronychie der Gastwirte könnte als Paronychia candidamycetica cauponum bzw. cauponia [von caupo (lat.) der Gastwirt] bezeichnet werden. Wir verdanken den Namen der Beratung durch Prof. Dr. med. H. CASPERS vom hiesigen Physiologischen Institut. Nach JORDAN ist es eine Berufskrankheitsform, die unter den Paronychien durch eine pathogenetische Sondersituation gekennzeichnet ist, etwa wie die Verruca necrogenica unter der Tuberculosis verrucosa cutis.

Zusammenfassung

Im Gaststättengewerbe kommen Paronychien vor, die wohl sicher mit dem Spülen der Biergläser in Zusammenhang stehen. In den Abflußrohren des Spülbeckens für die Biergläser konnte im sog. Bierschleim außer Trichosporonarten und nicht näher differenzierten Hefen Candida albicans — vermutlich aus dem Speichel — nachgewiesen werden. Solche Paronychien stellen pathogenetisch offenbar eine Sonderform dar; man könnte sie als Paronychia candidamycetica cauponum bezeichnen. Neben dem dauernden Hantieren in feuchtem und kaltem Milieu dürfte eine Disposition zu funktionell-spastischen Durchblutungsstörungen von besonderer Bedeutung sein.

Literatur

BLAICH, W.: Med. Klin. **1959**, 1536.
ESTEVES, J.: Dermatologica (Basel) **119**, 229 (1959).
FEILCHENFELD, E.: Z. Hautkrkh. **24**, 17 (1958).
HELLER, J.: Krankheiten der Nägel in JADASSOHNs Handb. d. Haut- u. Geschl.krkh. Bd. XIII/2, 144. Berlin: Springer 1927 u. Schädigungen der Nägel in ULLMANN, RILLE, OPPENHEIM: Schädigungen der Haut durch Beruf und gewerbliche Arbeit. Bd. III, 30. Leipzig: L. Voss 1926.
HELLIER, F. F.: Brit. med. J. **4952**, 1358 (1955).
HÜBSCHMANN, K., L. JIRASEK u. P. FRAGNER: Proc. XII. Internat. Congr. Dermat., Stockholm: **1957**, 2, 340—45.
KINGERY-THIENES zit. n. HELLIER.
PETERS, L.: Dermat. Wschr. **173**, 817 (1941).
WITTLE, C. H., J. L. MOFFATT and R. A. DAVIS: Brit. J. Dermat. **71**, 1 (1959).

Priv.-Doz. Dr. F. FEGELER,
Dr. G. FORCK,
Prof. Dr. P. JORDAN,
Univ.-Hautklinik,
44 Münster/Westf., v. Esmarch-Str. 56

Aus der Universitäts-Hautklinik Hamburg-Eppendorf
(Direktor: Prof. Dr. Dr. J. KIMMIG)
und der II. Universitäts-Hautklinik Wien
(Vorstand: Prof. Dr. A. WIEDMANN)

Über die Bedeutung einer exakten Differenzierung der bei Nagelmykosen gezüchteten Hefepilze

Von

W. KRUSPL, Wien

Wenn Sie in einem Befund von einem Ihrer Patienten mit Onychomykose „Hefen" lesen — sind Sie damit zufrieden? Können Sie daraus Entscheidungen für eine bestimmte Therapie oder evtl. weitere diagnostische Schritte treffen? Beide Fragen werden Sie zu Recht mit „Nein" beantworten müssen. Denn es kann sich ja um Bäckerhefe, Bierhefe, Nektarhefe, Candida zeylanoides — kurz um harmlose Saprophyten oder akzidentelle Keime — oder andererseits um Candida albicans, Candida parapsilosis und Candida tropicalis handeln. Wenn Sie sich also an ein mykologisches Laboratorium wenden, haben Sie das Recht, mehr zu erfahren als nur die Familienbezeichnung eines Pilzes, von dem es pathogene und apathogene Arten gibt.

Die Befunde von tausend Patienten mit pathologischen Nagelveränderungen wurden zusammengestellt, um zu untersuchen, wie häufig ein Hefebefall der Nagelplatte angetroffen wird (Tab. 1).

Tabelle 1. *Pilznachweis in Nägeln*

	Dermatophyten	Dermatophyten und Hefen	Hefen	
Nativ + Kultur +	112	42	106	260
Nativ ∅ Kultur +	20	4	229	253
	132	46	335	513
Nativ + Kultur ∅	—	—	—	162
				675

Bei 1000 Patienten mit Nagelveränderungen ließ sich 675 mal ein Pilzbefall der Nagelplatte nachweisen. Etwa die Hälfte davon — nämlich 335 — würden ohne Differenzierung den mit Recht unbefriedigenden Befund „Hefen" aus dem Labor mitbringen. Es ist wohl unwahrscheinlich, daß so viele Onychomykosen durch Hefepilze hervorgerufen werden.

Kann uns nun das Ergebnis des Nativpräparates weiterhelfen? In 106 Fällen konnten bei positivem Nativpräparat ausschließlich Hefen kulturell nachgewiesen werden. Diesen stehen 112, also nur wenig mehr gegenüber, in denen die Kultur nach positivem Nativpräparat einen Dermatophyten aufdeckte.

Im Interesse des Patienten muß daher eine nähere Untersuchung der Hefepilze selbst vorgenommen werden (Tab. 2).

Tabelle 2. *Hefepilze bei Onychomykosen*

Hefeart	Patienten	%
Candida parapsilosis . .	62	18,5
Candida albicans . . .	17	5,1
Candida tropicalis . . .	7	2,2
Trichosporon cutaneum .	8	2,5
Candida guilliermondii .	4	1,3
Torulopsis.	20	5,9
Rhodotorula.	25	7,3
Vereinzelte Kolonien . .	192	57,2
	335	100,0

Wie die Ergebnisse der Differenzierung von aus Nagelmaterial gezüchteten Hefepilzen zeigen, wurden Candida parapsilosis, Candida albicans und Candida tropicalis nur bei 12,8% der mykologisch positiven Fälle gefunden. Ohne Zweifel ist es unser Bestreben, diese „Minderheit" zu erfassen und damit zielbewußt beraten und behandeln zu können; denn gerade sie bereitet oft therapeutisch große Schwierigkeiten.

Dr. W. Kruspl,
II. Univ.-Hautklinik, Wien IX (Österreich)

Aus der Hautabteilung des Allg. Krankenhauses Heidberg, Hamburg-Langenhorn
(Chefarzt: Prof. Dr. G. HOPF)

Behandlung der Candida-Paronychie

Von

A. WINKLER, Hamburg

So geringfügig die Candida-Paronychie dem Nichtversierten scheinen mag, so stellt sie doch nach wie vor infolge ihrer Hartnäckigkeit, Therapieresistenz und Rezidivneigung sowohl für den Praktiker als auch für den Facharzt ein ausgesprochenes Problem dar.

Der überwiegende Anteil der Paronychien betrifft Frauen. Im Prinzip kommt die Candida-Paronychie gewöhnlich nur dann zustande, wenn sich ein Schlupfwinkel bzw. eine Tasche für die Candida-Infektion bietet, wenn beispielsweise das Hyponychium von der Nagelplatte abgelöst wird oder durch kleine Traumen entsprechende Eingangspforten geschaffen werden. Damit wird auch eindeutig der Hinweis für die ursächliche Bedeutung unzweckmäßiger Maniküre oder der Gewohnheit, beim Trocknen der Finger das Nagelhäutchen zur Erzielung langer „schöner" Nägel gewaltsam zurückzuschieben, gegeben. Außerdem ist die zunehmende Verwendung oberflächenaktiver Waschmittel zu erwähnen, welche bei wiederholtem Kontakt bei der täglichen Wasch- und Spülarbeit infolge starker Entfettung der Haut zu Rhagaden und Einrissen im Nagelwall führt und damit gleichfalls Eintrittspforten für die Candida-Infektion schafft. Als begünstigende Faktoren sind zusätzlich Kälteschäden und mangelnde periphere Durchblutung zu erwähnen.

Vor Einsetzen der Behandlung muß der Patient auf die ursächlichen Momente und auf die Notwendigkeit einer konsequenten Behandlung hingewiesen werden. Manikürschäden, mechanische Irritation sowie die Einwirkung von oberflächenaktiv wirkenden Waschmitteln muß unterbleiben; falls unvermeidlich, wird das Tragen von Gummihandschuhen über Baumwollhandschuhen angeraten.

Vor Beginn der Behandlung ist durch mikroskopischen und kulturellen Befund der Erregernachweis zu führen, damit die zweckmäßigste Behandlung durchgeführt werden kann. Die Behandlungsmöglichkeiten werden in drei Gruppen skizziert:

a) Lokale Allgemeinbehandlung der Entzündung bei subakuten oder stärker entzündlichen Formen mit Einschmelzungstendenz. Als zweckmäßige Maßnahme wird beispielsweise die ersten Tage ein tägliches Fingerbad in warmer Kaliumpermanganatlösung mit anschließender lokaler Anwendung von Ichthyol purum mit Fingerverband angewendet.

b) Die antimykotische Behandlung mit Anwendung eines flüssigen antimykotisch-antibakteriell wirkenden Therapeutikums 2—3mal täglich, sowie die Verwendung einer ebenfalls antimykotisch-antibakteriell wirksamen Salbe, die eine länger vorhaltende Wirkung gewährleistet.

c) Die Röntgenbestrahlung des Nagelfalzes in ausgesprochen chronischen Fällen als wertvolle unterstützende Maßnahme. Dosierung: 2—3malige Bestrahlung in Intervallen von 14 Tagen, Einzeldosis je 150 r/0,5 mm Al HWS.

Von den flüssigen Mitteln, die entweder als Pinselung oder auch als Fingerbad angewendet werden, verdienen die farblosen Quecksilberverbindungen: Phenylhydrargyrum boricum und Phenylmercuridinaphthylmethan hervorgehoben zu werden. Sie besitzen den Vorteil, sowohl antimykotisch wie antibakteriell wirksam zu sein, was für die Candida-Mykose, die nicht selten mischinfiziert ist, wertvoll erscheint. Diesen Vorzug besitzen auch die bekannten Farbstoffe Brillantgrün, Pyoktanin u. a. sowie die bekannte Castellani-Lösung. Von Nachteil ist jedoch die intensive Einfärbung. Von guter Wirkung ist ebenfalls das in die Therapie vor kurzem eingeführte aromatische Diamidin, das eine ansprechende Tiefenwirkung besitzt.

Von besonderem Vorteil erweist sich die lokale Anwendung antimykotisch wirkender mit Corticoiden kombinierter Salben, die regelmäßig mindestens 2—3mal täglich entlang des Nagelwalles eingestrichen werden. Gewöhnlich wird dadurch ein rasches Abklingen der entzündlichen Wulstbildung erzielt. Solche kombinierten Zubereitungen sind genügend im Handel, wobei die reizlosen Präparate mit genügender Wirkung zu bevorzugen sind.

Trotz der neuen Therapeutica schwankt die Behandlungszeit von 14 Tagen bis mehreren Monaten, womit sich unsere Erfahrungen mit denen ausländischer Autoren wie SIDI und KOHEN decken. Ein Teil der Patienten, etwa ein Viertel, wird nur gebessert, bzw. neigt zu Rezidiven. Diese Versagerquote ist einerseits durch eine zu wenig konsequente Behandlung bedingt, andererseits ist es manchen Patienten unmöglich, bestimmte Einwirkungen abzustellen (Wasch-Spülarbeiten, Maniküre).

Es bedarf des kurzen Hinweises, daß beispielsweise gegen Candida wirksame Mittel wie verschiedene Quecksilbersalze in der handelsüblichen Konzentration keineswegs alle Begleitkeime der Candidainfektion vernichten. Damit sind bei einer Mischinfektion die Candida-Keime unter Umständen gleichsam von einem Puffermantel unempfindlicher Keime umgeben und entgehen der therapeutischen Einwirkung, worauf ein Teil der Versager zurückgeführt werden kann.

Für die neuen internen gegen Candida wirksamen Therapeutica ist die Candida-Paronychie kein ideales Anwendungsgebiet, was allein schon durch die besonderen Verhältnisse der Lokalisation erklärt werden kann. Wirksam ist hingegen die lokale Anwendungsform dieser Mittel wie die Nystatin-Salbe und die Trichomycin-Salbe.

Literatur

SIDI, E., et I. KOHEN: Concours med. 33, 3101 (1954).

Doz. Dr. med. habil. A. WINKLER,
Allg. Krankenhaus Heidberg
2 Hamburg-Langenhorn

Aussprache

Herr KALKOFF (Freiburg):

Gibt es überhaupt eine Nagelmykose durch Candida albicans? Ich möchte diese Frage allenfalls für die vorwiegend bei Kindern auftretenden generalisierten meist „granulomatösen" Candidamykosen bejahen. In diesen Fällen, wie sie uns auch hier in Hamburg demonstriert worden sind und bei denen sich offenbar die Pilze hemmungslos im Keratin vermehren, lassen sich Nagelveränderungen beobachten, die klinisch denen der Onychomycosis epidermophytica bzw. trichophytica entsprechen. Abgesehen von diesen seltenen Fällen sind jedoch die Nagelveränderungen bei Candidamykosen Folge der Paronychia candidamycetica und als solche den Ekzemnägeln vergleichbare reine Wachstumsstörungen, selbst wenn aus der Nagelsubstanz Candida albicans gezüchtet werden kann. Candida albicans ist ein Erreger, der die Falten (Nageltasche) bevorzugt und in der Regel Nagel- und Haarkeratin verschont. Die Abhängigkeit der Nagelveränderung als Wachstumsstörung von der Paronychie wird schon dadurch wahrscheinlich gemacht, daß die Nagelveränderung in ihrer Lokalisation mit dem oft einseitig ausgeprägten Schwerpunkt der paronychialen Entzündung korrespondiert.

Herr GRIMMER (Berlin):

Ich sehe dieses Problem vor allem unter anatomischen Gesichtspunkten. C. albicans sitzt vorwiegend paronychial. Wir haben in Berlin ebenfalls bei Griseofulvinbehandlung der Nagelmykosen unter der Therapie das Auftreten von Candida albicans beobachten können. Den Befunden von JANKE möchte ich dahingehend zustimmen, daß Candida albicans subungual gesessen hat. Auch die Trichosporon-Arten greifen stets subungual an. Das Nagelbett ist eine Fortsetzung der Epidermis; primär haben wir immer eine Nagelmykose unterhalb des Nagels; von dort her wachsen die Pilze in den Nagel selbst ein. Ich glaube nicht, daß Candida albicans primär bereits den Nagel selbst befallen kann.

Herr JANKE (Fulda):

Hat ebenfalls keine primäre Candidamykose des Nagels „isoliert" gesehen.

Herr FEGELER (Münster):

Glaubt, daß es sicher eine primäre Candidamykose des Nagels gibt und erinnert an die Untersuchungen tierexperimenteller Art von WIEDMANN — Wien, der mit Candida albicans bei Tieren Nägel infizierte und eine echte Nagelmykose hervorrief.

Herr STURDE (Hamburg):

Primär spielt bei der Nagelmykose durch Candida albicans die Paronychie eine Rolle. Der Nagelbefund ist immer etwas Sekundäres. Aus meiner Zeit an der Dermatologischen Universitäts-Klinik in München erinnere ich, daß wir bei Paronychien stets Candida albicans und bei Nagelveränderungen stets Candida parapsilosis gefunden haben.

Herr LUDWIG (Hamburg):

Wie ist der Widerspruch zu erklären, daß Candida albicans das Keratin des Haares nicht, dagegen das Keratin des Nagels befällt?

Herr JANKE (Fulda):

Das Keratin des Nagels ist durch zahlreiche Luftlamellen durchsetzt, in denen sich das Sproßmycel gut entfalten kann. In der straffen Haarwand — der Cuticula des Haares — kann Candida albicans offenbar keinen Fuß fassen.

Herr GÖTZ (Essen):

Betont, daß in der Literatur noch keine Einigkeit darüber besteht, ob Candida albicans keratinolytisch wirksam ist oder nicht. Nach japanischen Autoren kann C. albicans kein Keratin aufschließen. Im Gegensatz dazu stehen die Untersuchungen von WIEDMANN. — Sicher gibt es klinisch eine Soormykose der Nägel. Das beinhaltet aber nicht notwendigerweise, daß der Pilz das Keratin auch abbauen muß.

Herr KALKOFF (Freiburg):

Der Pilz muß krankhafte Veränderungen am Nagel machen. Das ist m. E. der entscheidende Moment, wenn man von einer Nagelmykose durch C. albicans sprechen will. Krankhafte Veränderungen kann C. albicans aber offenbar nicht selbsttätig verursachen, sondern dieser Pilz siedelt sich in einem Nagel an, der bereits von Durchblutungsstörungen empfindlich geschädigt ist.

Herr MUFTIC (Borstel):

Wir haben Candida gezüchtet auf einem Silica-Gel-Nährboden mit Keratin als einziger N- und C-Quelle. Die Hefen sind auf diesem Nährboden gut gewachsen. Damit ist die Keratinaufspaltung von Candida nachgewiesen.

Herr KIMMIG (Hamburg):

Das Problem kann nur durch den Nachweis der Keratinasen entschieden werden. Hier liegt sicher ein weites Feld für die biochemische Forschung.

Herr SCHUERMANN (Bonn):

Stellt den Gefäßfaktor (Durchblutungsstörungen) bei der Entstehung von Nagelmykosen heraus, wobei dem negativen Kältefaktor besondere Bedeutung zukommt.

Herr KALKOFF (Freiburg):

Bei den Paronychien hat man häufig Schwerpunkte auf einer Seite, einen richtigen Hügel in einer etwas flächenhaften Entzündung. Dieser Höhepunkt der Entzündung korrespondiert sehr häufig ziemlich genau mit den Nagelveränderungen.

Herr THOMSEN (Hamburg):

FEGELER fand zugleich mit dem Vorkommen von Hefeparonychien auch gestörte Gefäßreaktionen. — Hinweis auf die in der Praxis häufige Beobachtung des Parallelgehens einer allgemeinen Abwehrschwäche mit Gefäßstörungen im Sinne der vegetativen Dystonie, mit einer Hypertonie und einer Allergie. — Erschöpfungszustände und Fokalwirkungen werden als zunehmend häufige gemeinsame Ursache dieser Erkrankungen angenommen.

Herr LUDWIG (Hamburg):

Eine klinische Beobachtung, die wir uns seit vielen Jahren an der hiesigen Hautklinik zu Nutze machen: Wenn chronische Paronychien in heißes Wasser getaucht werden (das Wasser muß so heiß sein, daß man es gerade eben aushalten kann und es darf keinen Zusatz enthalten), dann sieht man sehr oft eine merkliche Besserung der Paronychie ohne Rücksicht auf den mykologischen oder bakteriologischen Hintergrund. Das soll eine Ergänzung zur Diskussion um die Frage „negativer Kältefaktor" sein.

Herr FEGELER (Münster):

Erste lokale Behandlungsversuche mit dem neuen Antibioticum Pimaricin bei chronischen Paronychien und Nagelmykosen durch Hefepilze zeigten günstige Ergebnisse. Anfangserfolge wurden auch bei der erst seit kurzem versuchten peroralen Anwendung des Mittels gesehen.

D. Cyrptococcosen

Aus dem Institut für Hygiene und Mikrobiologie der Universität Würzburg
(Direktor: Prof. Dr. C. Sonnenschein)

Zum Vorkommen von Cryptococcus-Arten bei Stubenvögeln

(Kreatinin-Assimilation bei Cryptococcus neoformans)

Von

F. Staib, Würzburg

Mit 2 Abbildungen

Der Nachweis von verschiedenen Cryptococcus-Arten in Kot und Käfigsand von Stubenvögeln veranlaßte mich festzustellen, inwieweit der Vogelkot als Nährsubstrat für die Gattung Cryptococcus in Frage kommt (7, 10). Über diese Untersuchungen sind von mir bereits mehrere Veröffentlichungen im Druck, ich möchte hier deshalb nur über einige Hauptpunkte dieser Ergebnisse berichten (8, 9, 10).

Von den Vogelexkrementen bietet insbesondere der Vogelharn eine Nährstoffquelle für Cryptococcus-Arten. Der Hauptbestandteil des Vogelharns, die Harnsäure, wird von sämtlichen geprüften Cryptococcus-Arten assimiliert, ebenso die weiteren Purine Xanthin, Hypoxanthin und Guanin. Es sind die Purine, die beim Nucleinsäurestoffwechsel bei Mensch, Tier und Mikroorganismen anfallen.

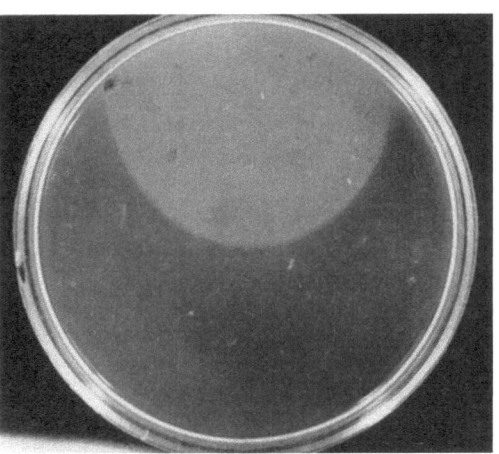

Abb. 1. Kreatinin-Assimilation [auxanographisch (4)] bei Cryptococcus neoformans var. uniguttulatus (differenziert von S. Windisch Berlin) (3). Gegenüber dem Kreatinin-Auxanogramm wurde Kreatin aufgetragen, hier ist kein Auxanogramm erkennbar

Die Purine Theobromin, Theophyllin und Coffein dagegen sind für Kryptokokken nicht verwertbar.

Bei der Prüfung der Verwertbarkeit weiterer Vogelharnbestandteile wie des Kreatins und Kreatinins ergab sich, daß Kreatin von keiner Cryptococcus-Art verwertet werden kann, *wohl aber Kreatinin und dies, wie ich bisher fand, nur von Cryptococcus neoformans (10).*

Assimilationsergebnisse nach dem Benhamschen Platten-Ausstrichverfahren

Die Assimilationsergebnisse, die unter Verwendung von Taubenharn gewonnen wurden, veranlaßten zur Prüfung der Assimilierbarkeit bekannter Bestandteile des Vogelharns.

Methodik: Grundsubstrat nach WICKERHAM, modifiziert von H. SEELIGER (6). Folgende Substanzen wurden geprüft: Harnsäure, Xanthin, Guanin, Theobromin, Theophyllin, Coffein, Kreatin und Kreatinin. Als Kontrollsubstanzen dienten Kaliumnitrat, Harnstoff und das Grundsubstrat ohne Stickstoffverbindungen. Diese Prüfung wurde mit verschiedenen Cryptococcus-Arten durchgeführt: Cr. neoformans, Cr. albidus, Cr. laurentii, Cr. diffluens.

Tabelle 1. *Wachstum der Cryptococcus-Arten*

Geprüfte Substanzen	Cr. neoformans		Cr. albidus St 69	Cr. laurentii M 139a	Cr. diffluens G 12
	W 71	Me 9			
Harnsäure . . (0,078%)	+++	+++	+++	+++	+++
Xanthin . . . (0,078%)	++	++	++	++	++
Guanin . . . . (0,078%)	++	++	+++	+++	++
Theobromin . . (0,078%)	∅	∅	∅	∅	∅
Theophyllin . . (0,078%)	∅	∅	∅	∅	∅
Coffein . . . . (0,078%)	∅	∅	∅	∅	∅
Kreatin . . . . (0,078%)	∅	∅	∅	∅	∅
Kreatinin . . . (0,078%)	+++	+++	∅	∅	∅
zur Kontrolle:					
Kaliumnitrat . (0,078%)	∅	∅	+++	∅	++
Harnstoff . . . (0,078%)	+++	+++	+++	+++	+++
Grundsubstrat ohne N-Zusatz	∅	∅	∅	∅	∅

Zeichenerklärung: ∅ = keine Kolonienbildung
+++ = kräftige Kolonienbildung

Strukturformel von Kreatin und Kreatinin

$$HN=C\begin{subarray}{c}\diagup NH_2\ COOH \\ \diagdown N-CH_2 \\ | \\ CH_3\end{subarray} \xrightarrow{-H_2O} HN=C\begin{subarray}{c}\diagup NH-CO \\ \diagdown N-CH_2 \\ | \\ CH_3\end{subarray}$$

Kreatin   Kreatinin

Die Assimilationsergebnisse sind nach der auxanographischen Methode meist schon nach 24 Std, die nach dem Platten-Ausstrichverfahren nach 3 Tagen ablesbar.

Nach dem einheitlichen Ergebnis bei 20 eigenen Cryptococcus neoformans-Stämmen konnte ich diese Beobachtung festigen mit Standardstämmen von N. J. W. KREGER-VAN RIJ, Delft/Holland und Stämmen von Herrn Kollegen SCHOLER, Basel (5). Unter seinen Stämmen befindet sich u. a. der „Busse-Stamm", Stämme von CONANT, RIETH und aus dem Pasteur-Institut, Paris. Weitere Stämme wurden mir von Herrn Prof. WINDISCH, Berlin, überlassen.

Alle von mir bisher geprüften Stämme der Gattungen Candida, Torulopsis, Trichosporon, Lipomyces und Rhodotorula verhielten sich, ebenso wie Stämme der sog. apathogenen Cryptococcus-Arten, *kreatinin-negativ*.

Sollte sich diese meine Beobachtung weiterhin bestätigen, so wäre die Kreatinin-Verwertbarkeit das erste biochemische Specificum für Cryptococcus neoformans, so daß man nicht mehr von einer biochemisch einheitlichen Gattung Cryptococcus sprechen dürfte.

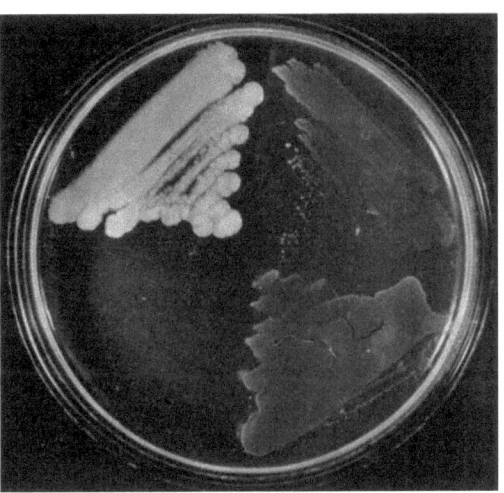

Abb. 2. oben links: Kreatinin-Assimilation bei Cryptococcus neoformans var. uniguttulatus (3) nach dem Benhamschen Platten-Ausstrichverfahren (1, 2). Oben rechts: Cr. albidus, unten rechts: Cr. diffluens, beide verhalten sich kreatinin-negativ

Die Verwertbarkeit von Substanzen des intermediären Stoffwechsels des Menschen für Cryptococcus neoformans scheint mir für die Untersuchung zur noch unklaren Pathogenese der Cryptococcose von besonderer Bedeutung.

Literatur

1. BENHAM, RH.: Trans. N. Y. Acad. Sci. ,Ser. II **17**, 418—429 (1955)
2. — Bact. Rev. **20**, 189—196 (1956).
3. KRÖGER, E.: Zbl. Bakt. I. Abt. Orig. **184**, 260—264 (1962).
4. LODDER, J., and N. J. W. KREGER-VAN RIJ: The Yeasts, A taxonomic study. Amsterdam: North Holland Publ. Comp. 1952.
5. SCHOLER, H. J., P. A. SCHNEIDER u. H. U. BERTSCHINGER: Path. et Microbiol. (Basel) **24**, 803—818 (1961).
6. SEELIGER, H.: Erg. Mikrobiol. **32**, 23—72 (1959).
7. STAIB, F.: Zbl. Bakt. I. Abt. Orig. **182**, 562—563 (1961).
8. — Zbl. Bakt. I. Abt. Orig. **185**, 129—134 (1962).
9. — Zbl. Bakt. I. Abt. Orig. **185**, 135—144 (1962).
10. — Zbl. Bakt. I. Abt. Orig. im Druck 1962.

Priv.-Doz. Dr. Dr. F. STAIB,
Institut für Hygiene und Mikrobiologie der Univ.,
87 Würzburg, Joseph-Schneider-Str. 2

Aus dem Krankenhaus Tönsheide
der Landesversicherungsanstalt Schleswig-Holstein
(Direktor: Prof. Dr. J. HEIN)

Zur Behandlung der isolierten Cryptococcus neoformans-Infektion der Lunge

Von

W. FAASS, Tönsheide

Mit 2 Abbildungen

Vermehrte Kenntnis der Krankheitsbilder, Verbesserung der diagnostischen Methoden, vielleicht auch die verbreitete Anwendung der Antibiotica- und Steroidtherapie (HOFFMEISTER 1951, JACOBSEN 1955, SCHÖNFELD 1958) sichern den Mykosen einen zunehmend wichtiger werdenden Platz in der Differentialdiagnose der Lungenkrankheiten. Dabei kommt unter den primären exogenen oder endogenen Mykosen der rechtzeitigen Erkennung der Cryptococcus-Infektion besondere Bedeutung zu.

Als Eintrittspforte der nach der Generalisation meist tödlichen Cryptococcus neoformans-Infektion werden von vielen Autoren die Lungen angesehen. In den Frühstadien sind auch bei dieser Lokalisation die Symptome der Erkrankung uncharakteristisch. Die im Röntgenbild faßbaren Veränderungen verhalten sich unterschiedlich. Manchmal fehlen sie ganz, gelegentlich werden disseminierte Formen mit miliaren oder grobknotigen Fleckschatten beobachtet, in anderen Fällen werden umschriebene — dann vorwiegend in den unteren Lungenfeldern gelegene und in Einzahl vorhandene — gröbere Verdichtungsherde beschrieben. Gelingt es, einen Prozeß in diesem Stadium zu erfassen und ihn durch eine Resektionstherapie rechtzeitig zu eliminieren, so besteht begründete Hoffnung, daß die tödliche Generalisation mit Befall der Haut, des Subcutangewebes, der Nieren, des Pankreas, des Knochenmarks und besonders des Zentralnervensystems ausbleibt.

Ein Krankheitsfall, der einen solchen günstigeren Verlauf erwarten läßt, soll hier kurz dargestellt werden.

Der 1907 geborene Weber K. H. (Krankbl. Nr. 26814) stammt aus gesunder Familie; bei der Röntgen-Reihenuntersuchung 1954 war er nicht aufgefallen (Abb. 1a). Seit 1953 bestehen rheumatische Beschwerden in beiden Knie- und Handgelenken, die zu mehrfachen Heilverfahren und seit 1957 zu laufender Steroidtherapie führten. Nachdem der beschwerdefreie Kranke am 17. 4. 1961 (Abb. 1b) bei der routinemäßigen Röntgen-Reihenuntersuchung (RRU) mit einem Befund im rechten Lungenunterfeld aufgefallen war, erfolgte eine stationäre Beobachtung im Krankenhaus Tönsheide. Dabei ergab sich im rechten Lungenunterfeld, in Höhe der 9. Rippe hinten, ein etwa kirschgroßer, unregelmäßig begrenzter, ziemlich homogener Verschattungsbezirk mit kleinfleckigen Strukturen in der Umgebung; ein Zerfall ließ sich tomographisch nicht nachweisen (Abb. 1c, 2a).

Zur Behandlung der isolierten Cryptococcus neoformans-Infektion der Lunge 49

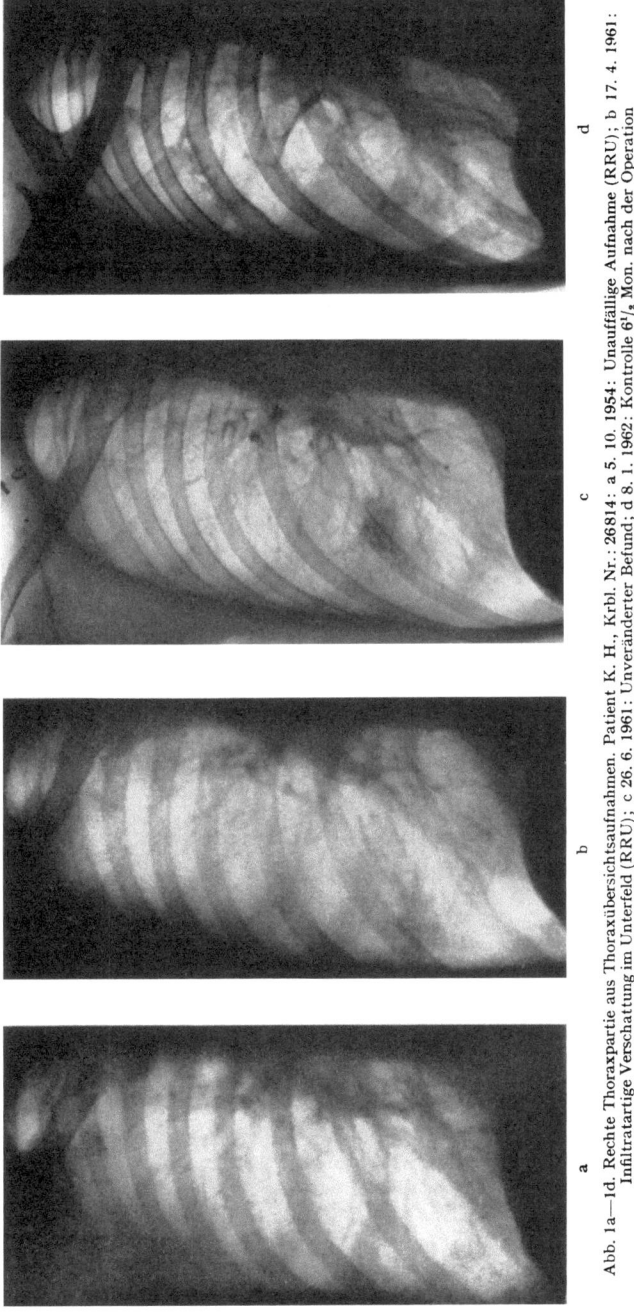

Abb. 1a—1d. Rechte Thoraxpartie aus Thoraxübersichtsaufnahmen. Patient K. H., Krbl. Nr.: 26814: a 5. 10. 1954: Unauffällige Aufnahme (RRU); b 17. 4. 1961: Infiltratartige Verschattung im Unterfeld (RRU); c 26. 6. 1961: Unveränderter Befund; d 8. 1. 1962: Kontrolle 6½ Mon. nach der Operation

Die Blutsenkungsgeschwindigkeit war erheblich beschleunigt, es bestand eine geringfügige hypochrome Anämie. Hinweise für eine tuberkulöse, luische oder neoplastische Ätiologie des pulmonalen Prozesses konnten bei eingehenden klinischen und bakteriologisch-serologischen Untersuchungen nicht gewonnen werden, die histologische Untersuchung eines Halslymphknotens sowie das bronchologische Studium erbrachten keine pathologischen Befunde.

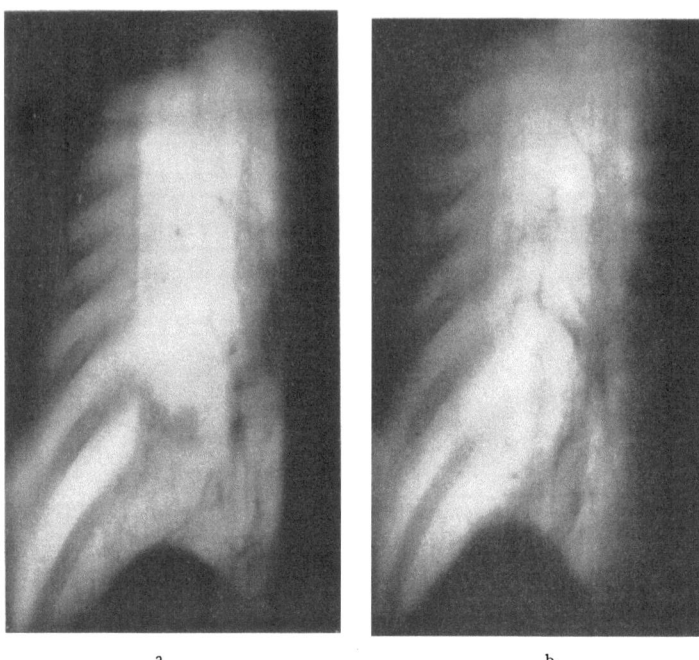

a   b
Abb. 2a u. 2b. Stratographien der rechten Lunge des gleichen Patienten
a 26. 6. 1961: Schichttiefe 4 cm. Infiltratartige Verschattung im rechten Unterfeld; b 8. 1. 1962: Schichttiefe 4 cm. Kontrolle $6^{1}/_{2}$ Mon. nach der Operation

Am 27. 6. 1961 konnte der rechtsseitige Unterfeldherd nach Durchführung einer Thorakotomie in toto entfernt werden, wobei seine Beschaffenheit schon makroskopisch nicht den Bildern entsprach, die uns von der Tuberkulose, dem Morbus Boeck, den Tumoren usw. geläufig sind.

Nach dem histologischen Befund konnte an eine Cryptococcus neoformans-Infektion gedacht werden; bei der mykologischen Untersuchung des zermörserten Materials im Hyg. Institut der Universität Bonn fand sich eine Reinkultur von Cryptococcus neoformans, der sich serologisch als Kapseltyp A differenzieren ließ. Anhaltspunkte für den Befall anderer Organsysteme waren nicht vorhanden. Auch die fachneurologische Untersuchung erbrachte keine diesbezüglichen Hinweise. Die Liquorverhältnisse waren chemisch, morphologisch, bakteriologisch und kulturell sowie serologisch nicht krankhaft verändert.

Die $6^{1}/_{2}$ Monate nach der komplikationslos verlaufenen Operation vorgenommene Nachuntersuchung führte nicht zum Nachweis eines Rezidivs oder sonstiger Generalisationszeichen (Abb. 1d, 2b).

Es ist in diesem Fall zu hoffen, daß durch die rechtzeitige Resektion der drohenden Generalisation vorgebeugt werden konnte. Allerdings muß die Prognose im Einzelfall zunächst vorsichtig gestellt werden; unter den 27 lungenresezierten Berichtsfällen KUYKENDALLS u. Mitarb. (1957) starben in der Folgezeit an Kryptokokkenmeningitis noch 3. In dem Fall vom PALMROSE und LOSLI war nach der Lungenresektion ein 3 Jahre dauerndes symptomfreies Intervall aufgetreten; dann wurden Kryptokokken im Liquor gefunden, die in einem Jahr den Tod herbeiführten. Im ganzen aber läßt sich feststellen, daß aus dem Schrifttum über die isolierte Cryptococcus neoformans-Infektion der Lungen, das zahlenmäßig noch sehr gering ist — konnte doch WEBER 1961 nur 33 diesbezügliche Fälle zusammenstellen — eine Besserung der ursprünglich schlechten Prognose seit den ersten Versuchen operativer Behandlung ersichtlich ist.

So berichteten FROIO und BAILEY (1949) über einen durch Lobektomie geheilten Fall bei einem ausgedehnten Infiltrat im Lungenunterlappen; auch die entsprechender Therapie unterzogenen Fälle von STERR und GEDDES, BERK und GERSTL (1952) sowie BAKER (1952) waren noch nach 4 Jahren rezidivfrei.

Als Voraussetzung der Resektion galt bisher das Fehlen von Generalisationszeichen, besonders im Bereich des Zentralnervensystems. Es wurden allerdings von MCCONCHIE (1951), SUSMAN (1954) sowie KATZ u. Mitarb. (1961) insgesamt drei günstig verlaufene Fälle beschrieben, bei denen vor der Operation entweder meningeale Reizerscheinungen schon bestanden hatten oder mikroskopisch, bzw. sogar kulturell Kryptokokken im Liquor nachgewiesen worden waren, die nach postoperativer zusätzlicher Behandlung mit Röntgenbestrahlung bzw. Amphotericin B verschwanden.

Die Aussichten einer reinen Chemotherapie gegenüber massiven Infiltrationen oder gar der Generalisationen werden in der Literatur allgemein noch als dürftig bezeichnet. Immerhin berichteten kürzlich RHOADS, MUCHMORE und HAMMASTEN (1961) über den Erfolg einer solchen Behandlung mit Amphotericin B bei pulmonaler Cryptococcose, nachdem bei dem Kranken eine Resektion wegen Doppelseitigkeit des Befalls nicht hatte ausgeführt werden können. Angesichts der heutigen Auffassungen von der pulmonalen Cryptococcose des Menschen sowie der therapeutischen Möglichkeiten glauben wir, daß bei Fehlen von Generalisationszeichen die Resektionsmethode im Sinne der Frühbehandlung am sinnvollsten ist. Eine solche Frühbehandlung setzt eine Frühdiagnose voraus. Gegebenenfalls ist diese operative Behandlung mit der Verabreichung von Amphotericin B zu kombinieren. Eine ambulante Durchführung dieser medikamentösen Therapie kommt allerdings wegen der Nebenwirkungen wohl kaum in Frage.

Dr. W. FAASS,
Krankenhaus Tönsheide
der LVA Schleswig-Holstein, 2356 Tönsheide

Aus dem Krankenhaus Tönsheide
der Landesversicherungsanstalt Schleswig-Holstein
(Direktor: Prof. Dr. J. HEIN)

Zum Problem der Formvariationen von Cryptococcus neoformans bei isoliertem Lungenbefall

Von

W. WESENBERG, Tönsheide

Mit 6 Abbildungen

In zunehmender Zahl, jedoch meist in Form von Einzelbeobachtungen, wird in den letzten Jahren über Infektionen mit Cryptococcus neoformans berichtet. Jedoch liegen verhältnismäßig wenig Beobachtungen über isolierten Lungenbefall vor, obwohl vielfach angenommen wird, daß die Lungen eine Eintrittspforte des Erregers darstellen. WEBER (1961) hat aus der Literatur 32 Fälle von isolierter Lungencryptococcose zusammengestellt und einen weiteren, eigenen Fall hinzugefügt. Wegen der Seltenheit derartiger Befunde erscheint es gerechtfertigt, zunächst eine kurze pathologisch-anatomische Darstellung unseres Falles folgen zu lassen.

In dem aus dem rechten Lungenunterlappen excidierten Lungenstück fand sich ein 4 : 3,5 : 1,5 cm großer, gegen das umgehende Lungengewebe mäßig deutlich abgegrenzter, verdichteter Herd, der auf der Schnittfläche ein graubräuliches Gewebe zeigte mit schleimig-glatter Schnittfläche. In dem Herd fanden sich zahlreiche, z. T. ausgedehnt konfluierende, gelbliche Nekrosen. In dem benachbarten Lungengewebe waren noch einzelne bis stecknadelgroße, grauweiße Knötchen nachzuweisen.

Bei der mikroskopischen Untersuchung zeigten die zentralen Abschnitte des Infiltrates ausgedehnt zusammenfließende Nekrosen mit Resten von hyalinen Bindegewebsbalken alter fibröser Kapseln und unregelmäßige, streifenförmige und flächenhafte Fibrosen, sowie aus Fibrocyten, neutrophilen Leukocyten, Lymphocyten und Plasmazellen bestehende Infiltrate. Unregelmäßig verstreut fanden sich außerdem epitheloidzellige Granulationen und verhältnismäßig zahlreiche Riesenzellen, meist vom Typ der Fremdkörperriesenzelle, z. T. aber auch vom Typ der Langhansschen Riesenzelle mit eingeschlossenen Pilzen. Innerhalb der Nekrosen fielen zahlreiche rundliche Lücken auf, in denen Pilze enthalten waren. In den Randabschnitten des Infiltrates waren vorwiegend tuberkuloide Epitheloidzellgranulome mit Riesenzellen und relativ spärlichen Pilzen zu finden. Angrenzend an den großen Herd zeigten sich außerdem noch größere, appositionelle Epitheloidzellknötchen mit mäßig zahlreichen Pilzen in dem wabig aufgelockerten und leicht nekrotischen Zentrum, sowie phagozytiert in Epitheloidzellen und Riesenzellen. Andere Herde mit ausgedehnterer Nekrose zeigten eine Zunahme der Zahl der Pilze und vor allem — wie die Färbung mit Mucicarmin sowie die Versilberung nach GROCOTT bewiesen — eine große Menge von Pilzresten von offenbar zugrunde gegangenen Pilzen. Augenscheinlich führt das Vorhandensein von lebensfähigen Pilzen im Gewebe zu einer epitheloidzelligen Granulation, während die beim Untergang der Pilze freiwerdenden Zerfallsstoffe zu den ausgedehnten Nekrosen führen. Dabei kommt es nicht nur zu einer Nekrose der Epitheloidzellen, sondern die Nekrose greift schrankenlos weiter um sich und bezieht auch die fibröse Kapsel des Herdes sowie das benachbarte Gewebe mit ein. Dies zeigte sich besonders an einem neben einem Nekroseherd gelegenen kleinen Bronchialast, wo die Nekrose ohne erkennbare Abgrenzung auf die Bronchialwand übergegriffen hatte und eine zapfenförmige Vorwölbung des nekrotischen Materials bis zur gegenüberliegenden Bronchialwand hinüberreichte und hier an der Berührungsstelle ebenfalls zu einer beginnenden Nekrose der Bronchialwand geführt hatte.

Mit Wahrscheinlichkeit wird das beobachtete Vorkommen von frei in den Alveolen des benachbarten Lungengewebes liegenden Pilzen, wobei das Lungengewebe hier keinerlei Reaktion zeigte, auf derartige Einbrüche in das Bronchialsystem und auf eine damit verbundene, intracanaliculäre Ausbreitung zurückzuführen sein. Möglicherweise sind auch die makroskopisch beobachteten kleinen Trabantenherde in dem umgebenden Lungengewebe auf eine derartige bronchogene Aussaat zurückzuführen. Dies erscheint um so leichter vorstellbar, wenn man an die Größe der Pilze denkt, die immerhin zusammen mit ihrer mucoiden Hülle einen Durchmesser von 30—50 μ zeigen. Jedoch muß für die Entstehung derartiger Trabantenherde, die mikroskopisch eine große Ähnlichkeit mit den bei der Tuberkulose bekannten Resorptionstuberkeln aufwiesen, auch die Möglichkeit einer Entstehung infolge lymphogener Aussaat erwogen werden, da — wie weiter unten ausgeführt werden wird — auch sog. Kleinformen teils freiliegend in den Nekrosen, teils auch schon phagocytiert nachgewiesen werden konnten.

Bei den untersuchten Gewebsstücken handelte es sich um in Paraffin eingebettetes Material, was mit Hämatoxylin-Eosin, nach VAN GIESON, nach GRAM und nach GIEMSA gefärbt wurde. Außerdem wurden noch die PAS-Färbung, die Mucicarminfärbung und die Versilberung nach GROCOTT angewandt. Die drei letzten Färbemethoden waren wegen der besonders deutlichen Anfärbung der mucoiden Hülle der Pilze sehr geeignet für den Nachweis der Pilze, insbesondere auch für den Nachweis der Zerfallsformen. Jedoch ermöglichten diese Färbungen entweder gar nicht oder nur sehr schlecht einen Blick auf die in der mucoiden Hülle vorhandenen Formbestandteile. Hierfür erschienen uns die Färbungen mit Hämatoxylin-Eosin (H.-E.-Färbung) sowie die Färbungen nach VAN GIESON und z. T. auch nach GIEMSA besser geeignet. Bei der Färbung nach GRAM zeigte sich, abweichend von den Angaben von HALLMANN, daß auch die Zellen der Pilze neben der mucoiden Hülle vorwiegend gramnegativ waren. Lediglich bei den in Teilung begriffenen Pilzen war ein grampositives Verhalten nachzuweisen, wobei die Tochterzelle sich intensiv grampositiv verhielt, während die Mutterzelle lediglich in den der Tochterzelle benachbarten Anteilen fleckförmige bis staubartige, grampositive Substanzen aufwies. Lediglich die Kleinformen imponierten als grampositive Zellen, jedoch konnte auch bei ihnen beobachtet werden, daß lediglich die peripheren, kapselartigen Abschnitte grampositiv waren und durch diese die eingeschlossene Substanz eben erkennbar als gramnegativ hindurchschimmerte.

Bei der Mehrzahl der Pilze bot sich ein Bild wie in Abb. 1. In dem nekrotischen Material fanden sich kreisförmige Lücken, die meist einen Durchmesser von 30 bis 50 μ hatten. Jeweils in einer derartigen Lücke befand sich ein Pilz, der sich im allgemeinen als 10—20 μ große, mit H.-E. blaurötlich anfärbbare und nach VAN GIESON orange anfärbende Zelle zeigte, die von der durch die Einbettung bedingten, ringförmig oder eiförmig zusammengeschrumpfte mucoide Hülle umgeben war. In der

Giemsa-Färbung ließ sich leicht nachweisen, daß von diesem ringförmig angeordneten Kapselmaterial zahlreiche zipfelförmige Ausläufer sowohl an die Zelle, als auch an den Rand der kreisförmigen Aussparung in dem nekrotischen Material heranreichten, woraus zu schließen war, daß es sich bei der kreisförmigen Anordnung des mucoiden Materials um einen durch die Einbettung bedingten Artefakt handelte. Bei der H.-E.-Färbung und der VAN GIESON-Färbung blieb die Anfärbung der Pilzzellen so transparent, daß die Vacuolenbildungen in den Zellen mühelos zu erkennen waren (Abb. 2).

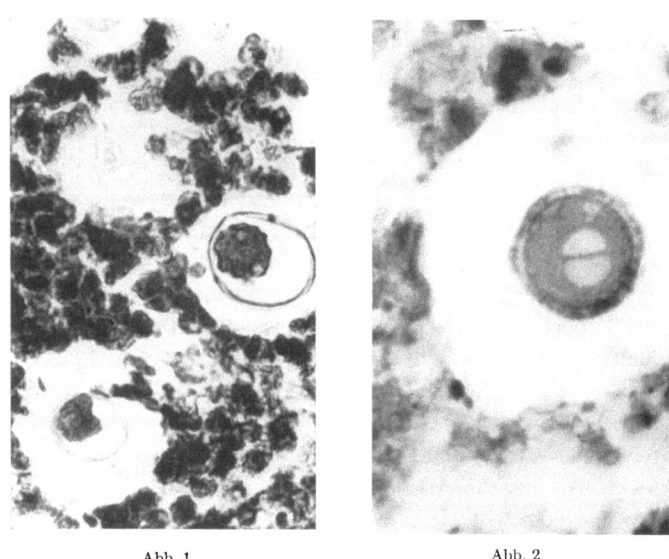

Abb. 1 Abb. 2

Abb. 1 u. 2. Pilzelemente aus Lungenherden

Wenn auch nicht gerade sehr häufig, so waren doch mehrfach Teilungen der Pilze zu beobachten. Hierbei fiel auf, daß die Tochterzellen auch nach Ablösung von der Mutterzelle offenbar noch für lange Zeit in der mucoiden Hülle der Mutterzelle verbleiben und sich hier in größerer Zahl ansammeln können. Es konnten gelegentlich bis zu 30 Tochterzellen in der mucoiden Hülle der Mutterzelle gezählt werden. Dabei war auffallend, daß die Tochterzellen hinsichtlich ihrer Größe meist eine starke Gleichförmigkeit zeigten. Es ist wohl nicht anzunehmen, daß es sich bei der strengen Einzelsprossung des Cryptococcus neoformans um eine sozusagen überstürzte Bildung von Tochterzellen handelt, sondern es erscheint wahrscheinlicher, daß die Tochterzellen, solange sie sich noch innerhalb der mucoiden Hülle der Mutterzelle befinden, in ihrem Wachstum gehemmt werden. Abb. 3 zeigt einen Pilz mit mehreren Tochterzellen in der Hülle, wobei wegen der großen räumlichen Ausdehnung des Pilzes mikroskopisch immer nur ein Teil der Tochterzellen in einer Einstellungsebene erfaßt werden konnte. Es wäre natürlich zu vermuten, daß es sich bei diesen kleinen rundlichen Gebilden innerhalb der mucoiden Hülle um in corpusculärer Form von der Zelle ausgeschiedene Abbauprodukte handelt. Abb. 4 zeigt jedoch, daß auch diese kleinen rundlichen Gebilde gelegentlich schon wieder Teilungen durchführen, wodurch zu beweisen ist, daß es sich tatsächlich um Tochterzellen handelt.

Die Tochterzellen konnten dann innerhalb einer der mucoiden Hülle der Mutterzelle tropfenförmig anhängenden mucoiden Hülle aufgefunden werden. Außerdem fanden sich derartige kleine, von einer schmalen mucoiden Hülle umgebene Formen abgetrennt neben den mucoiden Hüllen der Mutterzellen. Dies ließ sich besonders schön infolge der intensiven Schwarzfärbung der Hüllsubstanz bei der Färbung nach GROCOTT nachweisen.

Andererseits fanden sich aber auch wiederholt kleine Formen des Cryptococcus neoformans, die im Innern bereits Vacuolenbildungen erkennen ließen und von

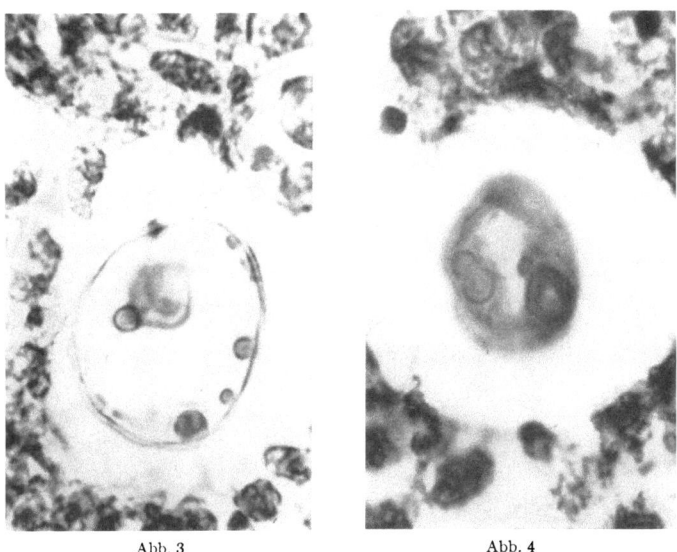

Abb. 3   Abb. 4

Abb. 3 u. 4. Teilungsvorgänge in der Cryptococcus-Einzelzelle

einer lichtbrechenden, kapselartigen Hülle umgeben waren, bei denen jedoch mit keinem der angewandten Färbeverfahren Bestandteile einer mucoiden Hülle nachzuweisen waren. Während nun bei den schon als Kleinformen von einer mucoiden Hülle umgebenen Pilzen bei der Durchmusterung der Schnitte auf Grund der verschiedenen Größe der einzelnen Pilze zu entnehmen war, daß bei dem Wachstum der Pilze mit einer Volumenzunahme der Zelle auch eine Vermehrung der mucoiden Hülle einherging und diese Formen zum überwiegenden Teil frei in dem nekrotischen Material liegend gefunden wurden, boten die nicht von einer mucoiden Hülle umgebenen Pilze, wenn sie von Makrophagen aufgenommen worden waren, auch in ihrer weiteren Entwicklung ein von den üblichen Formen abweichendes Verhalten. Sie vermochten sich innerhalb der Wirtszelle zu vermehren, zu großen, traubenförmigen Anhäufungen von nahezu gleich großen, kugelförmigen Gebilden und andererseits eine Größenzunahme der Einzelgebilde unter gelegentlichem Auftreten von Vacuolen zu zeigen, jedoch stets ohne daß mucoide Hüllsubstanzen nachzuweisen waren. Diese kugelförmigen Gebilde wiesen große Ähnlichkeit mit den bei chronischen Entzündungen, Plasmocytomen usw. gelegentlich nachweisbaren Russelschen Körperchen auf, zeigten jedoch gegenüber diesen bei der Färbung ein von den Russelschen Körperchen abweichendes Verhalten, indem sie sich bei der H.-E.-Färbung entweder nur schwach rötlich oder zumeist gar nicht anfärbten und bei der

VAN GIESON-Färbung eine orange Färbung zeigten, ähnlich der Färbung der Zellen in den typisch entwickelten Pilzen. Es erscheint hierbei naheliegend anzunehmen, daß es sich bei dem unterschiedlichen Verhalten der Pilze hinsichtlich der Ausbildung einer mucoiden Kapsel um milieubedingte Verschiedenheiten im Wirtsorganismus handelt, ähnlich dem kulturellen Verhalten des Cryptococcus neoformans auf verschiedenen Nährmedien.

Wenn eben schon bei dem Hinweis auf die nicht von einer mucoiden Hülle umgebenen Formen angedeutet wurde, daß diese große Ähnlichkeit mit den Russelschen Körperchen haben, so mag trotz des abweichenden färberischen Verhaltens

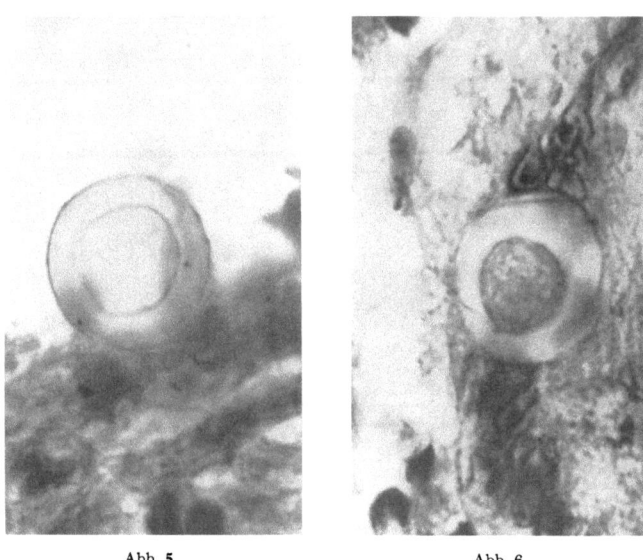

Abb. 5   Abb. 6

Abb. 5 u. 6. Pilzelemente aus der Peripherie von Lungen-Nekrose-Herden

eingewandt werden, daß es sich hierbei gar nicht um Pilze, sondern um Russelsche Körperchen handele. Um dem zu begegnen, sollen einzelne Beobachtungen von einem weiteren Fall beigefügt werden, bei dem es sich um ein über mehrere Jahre bestehendes Pleuraempyem handelte. Es fanden sich hierbei in dem Granulationsgewebe zahlreiche teils einzeln, teils in Gruppen liegende, rundliche Körper. Dabei konnten verschiedentlich bei diesen Gebilden Teilungen beobachtet werden. Da es sich bei den Russelschen Körperchen um intracelluläre, teils im Zellkern, teils im Cytoplasma entstandene Eiweißcoacervate handelt, würden die Beobachtungen von Teilungen schon gegen das Vorliegen von Russelschen Körperchen sprechen. Immerhin müßte dann aber noch daran gedacht werden, daß durch das Zusammenfließen von zwei ungleich großen Russelschen Körperchen (KANZOW) eine Teilung vorgetäuscht wurde. Jedoch konnten nach intraperitonealer Verimpfung des Materials beim Meerschweinchen in den stark geschwollenen Deckzellen des Peritoneums zahlreiche verschieden große, kugelförmige Gebilde nachgewiesen werden, wobei offenbar eine Vermehrung dieser Körper stattgefunden hatte und teilweise bei der Färbung nach GROCOTT eine streifen- und fleckförmige, sowie auch schalenartige Schwärzung der Peripherie zu beobachten war.

In unseren Lungenpräparaten waren gelegentlich am Rande von Nekrosen Formen wie in Abb. 5 zu beobachten. Diese Formen waren bei der H.-E.-Färbung schwach rosa angefärbt und zeigten bei stärkerer Abblendung sowie bei der Betrachtung im Phasenkontrastmikroskop im Innern eine etwas unregelmäßige, ringförmige Abgrenzung eines etwas kompakteren Materials im Zentrum gegen ein transparenteres Material in der Peripherie. Es ist zu vermuten, daß es sich hierbei um eine Phase einer durch Milieuänderung bedingten Umwandlung einer ursprünglich nicht von einer mucoiden Hülle umgebenen Form in eine von einer derartigen Hülle umgebenen Form handelt. Um eine derartige Umwandlungsphase wird es sich auch vermutlich bei dem Pilz der Abb. 6 handeln, der im Originalpräparat bei der H.-E.-Färbung eine fast glasartig transparente, nicht gefärbte Hülle zeigte mit einer ganz schwach blaurötlich angefärbten, zentralen Partie, die bei stärkerer Abblendung des Kondensors eine walnußschalenartig gehöckerte Oberflächenstruktur erkennen ließ.

Ist es bei dem ubiquitären Vorkommen des Cryptococcus neoformans in der Natur verwunderlich, daß nur verhältnismäßig selten über Infektionen mit diesem Erreger berichtet wird, so mag dies vielleicht z. T. darauf beruhen, daß der Pilz bei manchen Veränderungen nicht in seiner typischen Form, bei der die Diagnose verhältnismäßig leicht ist, auftritt, sondern auch in morphologisch abgewandelten Formen und in Formen auftritt, die bei Verwendung der Routinefärbemethoden keine eindeutige Darstellung des Pilzes ergeben.

Literatur

HALLMANN, L.: Bakteriologie und Serologie. Stuttgart: Georg Thieme 1961.

KANZOW, U.: Frankfurt. Z. Path. 62, 232 (1951).

WEBER, W.: Zbl. allg. Path. path. Anat. 102, 417 (1961).

Weitere Literaturzusammenstellungen siehe:

CONANT, N. F., D. T. SMITH, R. D. BAKER et al.: Manual of Clinical Mycology. Philadelphia and London: 1955.

GIESE, W.: In KAUFMANN, Lehrbuch der speziellen pathologischen Anatomie. Berlin: II/3, 1960.

LITTMAN, M. L., and L. E. ZIMMERMAN: Cryptococcosis. New York and London: Grune and Stratton 1956.

MOHR, W.: In Handb. der inneren Medizin. Bd. I/1. Berlin, Göttingen, Heidelberg: Springer 1952.

Dr. W. WESENBERG
Krankenhaus Tönsheide
der LVA Schleswig-Holstein
2356 Tönsheide

Aus der Medizinischen Klinik (Direktor: Prof. Dr. W. H. HAUSS)
und der Hautklinik (Direktor: Prof. Dr. P. JORDAN)
der Westfälischen Wilhelms-Universität Münster/Westf.

Erfolgreiche Amphotericin B-Behandlung einer Cryptococcose der Haut und des Zentralnervensystems

Von

F. FEGELER und S. RITTER, Münster/Westf.

Mit 2 Abbildungen

Während eine Heilung der sehr seltenen isolierten Cryptococcose (Europäische Blastomykose, Torulose) der Haut auch früher möglich war, blieb die Prognose der Cryptococcose des Zentralnervensystems und anderer Organe bis vor kurzem praktisch infaust. Lediglich bei isoliertem Befall der Lungen war im Rahmen der neu aufkommenden Thoraxchirurgie durch Resektion des befallenen Lungenlappens die Prognose günstiger geworden. Ein auf Kryptokokken wirksames per os oder parenteral anwendbares Heilmittel gab es bis vor kurzem nicht. Zu einem Wendepunkt führte hier das aus Streptomyces nodosus von GOLD sowie VANDEPUTTE u. Mitarb. gewonnene speziell auf Hefepilze wirksame Antibioticum *Amphotericin B*. Ein entscheidender Vorteil dieses Antibioticums ist die Möglichkeit parenteraler, vor allem intravenöser und intrathekaler, Anwendung.

Der Erreger der Cryptococcose, *Cryptococcus neoformans*, kommt ebenso wie andere Blastomyceten als Saprophyt im menschlichen Organismus vor. Eine wesentliche Voraussetzung für die Entstehung einer Cryptococcose ist erfahrungsgemäß eine Abwehrschwäche des Organismus (z. B. durch Diabetes, Tuberkulose, Leukämie, M. Hodgkin) sowie eine Störung in der anthropomikrobiellen Symbiose, die besonders auch nach langdauernder Anwendung von Antibiotica auftritt. Der Erreger zeigt eine große Affinität zum Zentralnervensystem, das bei über 80% der Fälle von Cryptococcose miterkrankt ist. Den häufigsten Ausgangspunkt für die Infektion des Nervensystems stellt die Cryptococcose der Lungen dar. Andere Ausgangsherde für die Infektion sind die Schleimhäute (Nasen-Rachenraum, Mundhöhle, Darmtrakt und Genitale). Die Haut ist in etwa 5—10% aller Cryptococcosefälle miterkrankt (CAWLEY, GREEKIN und CURTIS).

Die Zahl der bisher durch Amphotericin geheilten Fälle von Cryptococcose des Zentralnervensystems ist noch gering. Über erfolgreich behandelte Fälle berichteten bisher BARRASH und FORST, FITZPATRICK und POSER, EMANUEL u. Mitarb. sowie NEWCOMER u. Mitarb. Ebenfalls erfolgreich konnten DROUHET u. Mitarb. eine 41jähr. Patientin behandeln, die aber kurz darauf an dem Grundleiden, einer malignen Reticulose, verstarb. Im Fall von STEIN und BURDON mußte die Behandlung wegen Nebenwirkungen (Phlebitis an der Injektionsstelle, Thrombocytopenie, gesteigerter Reststickstoff) abgesetzt werden. In der deutschsprachigen Literatur ist bislang unseres Wissens noch kein erfolgreich behandelter Fall mitgeteilt worden.

Eigene Beobachtung

R. Franz Josef, geb. 1. 5. 1937. Bundesbahnarbeiter (Arch.-Nr. 09322). Familie o. B. 1952 Nasenpolypen-Operation. Herbst 1956 Gelbsucht. Seither Lymphknotenschwellungen an der linken Halsseite. Vom 1. 10.—21. 11. 1958 wegen einer impetiginisierten Dermatitis Behandlung in der Hautklinik. Seinerzeit bestand eine Schwellung sämtlicher hautnahen Lymphknoten, besonders an der linken Halsseite. Die histologische Untersuchung je eines Hals- und eines Leistenlymphknotens bestätigte die Verdachtsdiagnose *Lymphogranulomatose.* Erst im Sommer 1959, nach Zunahme der Lymphknotenschwellungen, stellte sich der Pat. in der Medizinischen Klinik vor. Die Diagnose wurde durch eine weitere Probeexcision bestätigt. Eine Röntgen-Tiefenbestrahlung der Lymphome wurde im Herbst 1959 und Januar 1961 durchgeführt.

Etwa Anfang Juni 1961 über der rechten Augenbraue Auftreten einer etwa erbs- bis bohnengroßen oberflächlichen Ulceration mit einer braunroten Borke. Diese wurde vom Hausarzt „ausgebrannt". Anfang Juli 1961 linksseitige Stirnkopfschmerzen, besonders vormittags. Einnahme von Kopfschmerztabletten. Am 22. 7. wegen Verdacht auf Stirnhöhlenentzündung einem HNO-Arzt überwiesen. Dort in der Sprechstunde kollabiert. Bei zunehmenden Kopfschmerzen Auftreten von Übelkeit und Benommenheit. Am 25. 7. Aufnahme in das Heimatkrankenhaus. Zunächst Behandlung mit Megacillin. Wegen Zunahme der Somnolenz und des Erbrechens am 4. 8. 61 Überweisung in die hiesige Medizinische Klinik.

Bei der *Aufnahme* bestand ein reduzierter Allgemeinzustand sowie erhebliche Nackensteifigkeit. Der Patient war somnolent, aber ansprechbar. Er klagte über Müdigkeit und Kopfschmerzen in der Stirn und der li. Kopfseite. Zeichen nach KERNIG und LASÈGUE stark positiv. An der li. Halsseite und in den Leistenbeugen einzelne erbs- bis bohnengroße Lymphknoten. Über der re. Augenbraue nasal etwa erbsgroße Borke mit randständigen stecknadelkopfgroßen braunroten Papeln.

Klinisch bestand das Bild einer Encephalo-Meningitis. Die Zellzahl im Liquor (Lumbalpunktat) betrug 1119/3 Zellen, davon 99% Lymphocyten. Zunächst wurde ein Meningitis tuberculosa erwogen. Auffällig war allerdings das Fehlen von Fieber. Außerdem war die röntgenologische Thoraxuntersuchung sowie der augenärztliche Befund o. B. Am 12. 8. Nachweis von *Sproßzellen* im Liquor. *Kulturell* wuchs *Cryptococcus neoformans* in Reinkultur. Sofortige Einleitung einer *Behandlung* mit *Amphotericin B* in Form täglicher intravenöser Infusion von 20—50 mg. Drei zusätzliche Pyrexalinjektionen führten nur zu einem geringen Fieberanstieg. 2 Tage nach Beginn der Infusionstherapie Auftreten von kleinen stecknadelkopf- bis linsengroßen Pusteln an der Oberlippe und im Nasenwinkel, in denen ebenso wie aus der kleinen Ulceration über der Augenbraue kulturell Cryptococcus neoformans nachgewiesen werden konnte.

Nach der 10. Infusion Anstieg des Reststickstoffs auf 133 mg-% und Absinken des Kaliums im Serum auf 13,2 mg-%. Daraufhin Übergang auf eine intralumbale Amphotericin-Behandlung in einer wesentlich niedrigeren Dosis von 0,1—0,75 mg. Etwa ab 20. 8. Besserung im subjektiven Befinden, der Pat. wurde ansprechbar, trotz noch verhältnismäßig hoher Zellzahl (Abb. 1), Abnahme des Liquordrucks und Normalisierung der Reststickstoff- und Kaliumwerte im Serum. Ab 31. 8. bis 22. 9. wurde die Amphotericin-Behandlung alternierend (an einem Tag intravenös, am anderen Tag intralumbal) durchgeführt. Am 6. 9. waren im Liquor weder mikroskopisch noch kulturell Sproßpilze nachzuweisen. Die klinische Besserung hatte weiter gute Fortschritte gemacht, der Pat. war psychisch unauffällig und fühlte sich wohl.

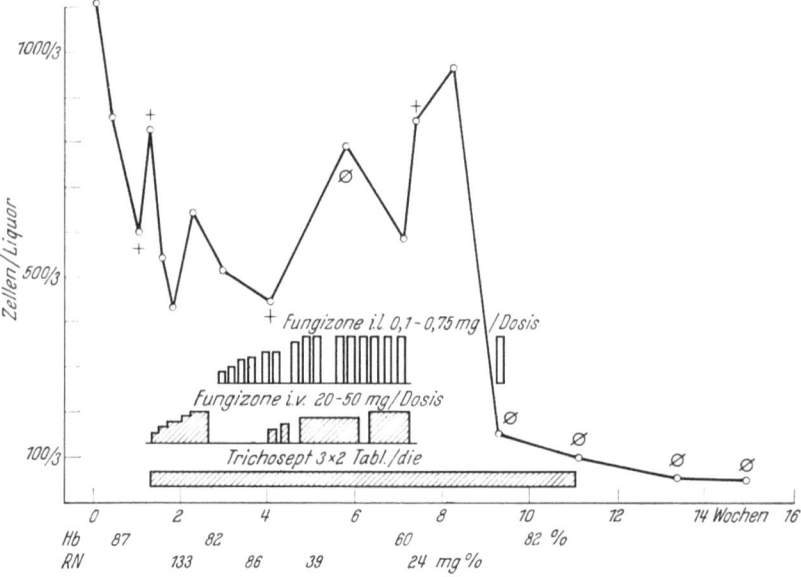

Abb. 1. Schematische Darstellung des Krankheitsverlaufs

Es bestand jedoch noch eine Diskrepanz zwischen dem subjektiven Wohlbefinden und der immer noch stark erhöhten Zellzahl im Liquor, am Tage vor der letzten Infusion noch 980/3. Offenbar handelte es sich aber um eine Reizreaktion auf das intrathekal zugeführte Amphotericin: Nach Absetzen der Behandlung ging die Zellzahl schnell zurück (Abb. 1). Am 30. 11. Entlassung des Pat. in gutem Zustand nach Hause. Blutbild, Blutsenkung, Serumelektrolyte, Serumlabilitätsproben und Temperatur waren völlig normal. Auch die Lymphogranulomatose ließ keine Aktivierung erkennen. Die Zellzahl im Liquor hatte sich zwar noch nicht völlig normalisiert — letzter Wert: 48/3 Zellen — auf weitere Kontrollen wurde aber verzichtet. Bei ambulanter Nachuntersuchung am 20. 12. 61 und am 21. 2. 62 waren keine Hautveränderungen und keine meningitischen Zeichen festzustellen.

Besprechung

Bei dem etwa seit dem 19. Lebensjahr an einer Lymphogranulomatose leidenden Patienten trat 4 Jahre nach Beginn der Lymphknotenschwellungen eine Encephalo-Meningitis auf. Das klinische Bild entsprach im Beginn dem einer lymphocytären Meningitis und ließ zunächst an eine Meningitis tuberculosa denken. Auf die richtige Diagnose lenkte jedoch bald das Fehlen von Fieber sowie das Fehlen eines primären tuberkulösen Herdes, vor allem aber der direkte und der kulturelle Nachweis von Cryptococcus neoformans im Liquor und aus einigen Hautherden (Abb. 2).

Die Kombination der Cryptococcose mit einer Lymphogranulomatose ist nicht selten. Von den bisher in Deutschland bekannt gewordenen 18 Cryptococcosefällen wiesen 4 ebenfalls als Grundkrankheit einen M. Hodgkin auf (HEINE, LAUER u. MUMME, HEINSIUS, LAAS u. GEIGER, PIONTEK, PULVERER u. WELTER). Sämtliche 18 Fälle waren früher therapeutisch nicht zu beeinflussen gewesen.

Ein besonderer Vorteil liegt auf Grund der eigenen Beobachtung in der Möglichkeit der intrathekalen Anwendung des Amphotericins. Hierdurch können minimale Mengen des an sich ja toxischen Antibioticums zur Anwendung gebracht werden.

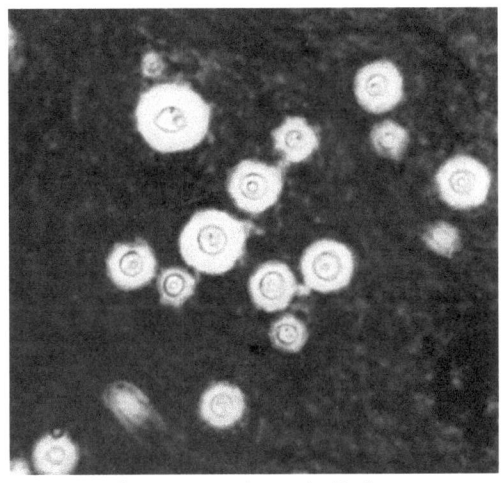

Abb. 2. Cryptococcus neoformans im Tuschepräparat

Die im allgemeinen für die Behandlung vorgeschlagene intravenöse Infusion hatte wegen der erheblichen Steigerung des Reststickstoffs und der beträchtlichen Abnahme der Kaliumwerte nicht fortgesetzt werden können. Bei der intrathekalen Behandlung ist etwa nur $^1/_{50}$ der Dosis erforderlich. Sie führt offenbar mit Ausnahme einer gewissen Reizpleocytose zu keinerlei Nebenerscheinungen. Unter dieser ausschließlichen intrathekalen Behandlung mit Amphotericin kam es sogar zu einer Normalisierung der Reststickstoff- und Kaliumwerte, so daß eine alternierende Behandlung (täglicher Wechsel von intravenösen und intrathekalen Amphotericingaben) ohne Nebenwirkungen bis zur völligen Sanierung des Liquors fortgesetzt werden konnte.

Zusammenfassung

Bericht über einen 24jähr. Bauarbeiter mit einer Cryptococcose der Haut und des Zentralnervensystems, bei dem seit 1959 ein verhältnismäßig gutartig verlaufener M. Hodgkin bekannt war. Die Diagnose wurde durch direkten und kulturellen Nachweis des Cryptococcus neoformans gesichert. Durch intravenöse und intrathekale Behandlung mit Amphotericin B wurde vollständige Erscheinungsfreiheit erzielt.

Literatur

CAWLEY, E. P., R. H. GREKIN and A. C. CURTIS: J. invest. Derm. **14**, 327 (1950).
DROUHET, E.: Sem. Hôp. Paris **37**, 101 (1961).
—, L. MARTIN, L. BRUMPT et J. DEBRAY: Presse méd. **69**, 1983 (1961).
EMANUEL, B., E. CHING and A. D. LIEBERMAN: J. Pediat. **59**, 577 (1961).
FITZPATRICK, M. J., and CH. M. POSER: Arch. intern. Med. **106**, 261 (1960).
GOLD, W., H. A. STOUT, J. F. PAGANO et R. DONOVICK: zit. n. DROUHET.
J. HEINE, A. LAUER u. C. MUMME: Beitr. path. Anat. **104**, 57 (1940).
HEINSIUS, E.: Ber. ophthal. Ges. **55**, 358 (1949).
LAAS, E. u. W. GEIGER: Dtsch. Z. Nervenheilk. **159**, 314 (1948).
MATHEIS, H.: Dtsch. Z. Nervenheilk. **180**, 595 (1960).
MEYER, J. B., and M. FORT: Arch. intern. Med. **106**, 271 (1960).
NEWCOMER, V. D., TH. H. STERNBERG, E. T. WRIGHT, R. M. REISNER, E. G. McNALL and L. J. SORENSEN: Ann. N. Y. Acad. Sci. **89**, 221 (1960).
PIONTEK, J., G. PULVERER u. H. TH. WELTER: Medizinische **1959**, 1373.
STEIN, J. M., and PH. J. BURDON: Ann. intern. Med. **52**, 445 (1960).
VANDEPUTTE, Y. J. L., WATCHEL and E. T. STILLER: zit. n. DROUHET.

Priv. Doz. Dr. F. FEGELER,
Dr. S. RITTER
Univ.-Hautklinik
44 Münster/Westf.

Aussprache

Herr POLEMANN (Köln):

Unsere bisherigen Versuche, Cr. neoformans aus Taubenkot zu isolieren, verliefen erfolglos; können Sie hierfür eine Erklärung geben?

Herr STAIB (Würzburg):

Die hohe Körpertemperatur der Vögel (41,3—41,4°C) verhindert eine Vermehrung bzw. Ansiedelung der den Darmkanal zufällig passierenden Cr. neoformans-Zellen. Somit ist das Auffinden von Cr. neoformans im frisch entleerten Vogelkot immer ein Zufallsbefund. Der Vogelkot bzw. die Harnbestandteile bieten Cr. neoformans und anderen Cryptococcus-Arten günstige Wachstumsbedingungen. Dieses Substrat steht aber in der freien Natur nicht allein den Cryptococcus-Arten zur Verfügung. Die bakterielle Kotflora der Vögel baut bei der Benetzung des Kotes bzw. in Kotaufschwemmungen diese organischen N-haltigen Substanzen rascher ab als etwa die Sproßpilzarten. Der bakterielle Abbau der „Vogelkotsubstanzen" kann zu einer so hohen Alkalisierung (bis p_H 9,0) führen, die eine Wachstumshemmung gleichzeitig vorliegender Kryptokokken zur Folge hat. Man muß die Kryptokokken deshalb in solchem Vogelmist suchen, der keiner Benetzung, wie etwa in der freien Natur ausgesetzt ist. Mir gelang besonders häufig der Nachweis von Cr. neoformans und anderen Cryptococcus-Arten aus alten, teilweise sehr unordentlichen, Vogelkäfigen von Vogelhandlungen und Züchtereien. Nachdem Cr. neoformans sehr widerstandsfähig ist gegenüber Austrocknung, ist in solchen Käfigen Cr. neoformans auch im Käfigsand und an verschmutzten Futterkörnern nachweisbar; demzufolge ist bei Vögeln dieser Käfige auch eine Isolierung von Cr. neoformans aus frischem Kot häufiger möglich. (Hierüber wird an anderer Stelle ausführlich berichtet.)

Herr BISPING (Hannover):

Ich möchte die Untersuchungen von POLEMANN bestätigen. An der Tierärztlichen Hochschule Hannover haben wir Kotproben aus 100 Taubenbeständen untersucht und dabei niemals Cryptococcus neoformans nachweisen können.

Herr WINDISCH (Berlin):

Es ist zweifellos von großem Wert, daß Herr STAIB ein neues Merkmal gefunden hat zur Bestimmung des Cr. neoformans. Die Bestimmung von Cryptococcus ist bisher eine sehr schwierige und nicht ganz befriedigende Angelegenheit. Es muß aber darauf hingewiesen werden, daß in Japan eine Arbeit erschienen ist über die Systematik in der Gattung Rhodotorula; diese Autoren haben festgestellt, daß die Gattung Rhodotorula sich durch die Absorptionsmaxima der carotinoidhaltigen Zellextrakte deutlich charakterisieren und unterteilen läßt in 2 Untergattungen: 1. Rubrotorula (480 mμ), 2. Flavotorula (450 mμ). Zu der Untergattung Flavotorula gehören nach Meinung der japanischen Autoren auch die meisten Kryptokokken, jedoch nicht der Cryptococcus neoformans. Es bleibt also dabei, daß es eine Gattung Cryptococcus tatsächlich gibt, und es wäre interessant, ob die von STAIB gefundene Keratininassimilation nur für Cryptococcus neoformans gelten kann, oder ob das als Gattungsmerkmal anerkannt werden kann für eine gereinigte, verkleinerte und besser definierte Gattung Cryptococcus.

Zu den Formvariationen von Cryptococcus neoformans: Die Cytologie des Cryptococcus neoformans ist besonders in histologischen Schnitten eine sehr schwierige Angelegenheit. Sicher handelt es sich in den von WESENBERG gezeigten Abbildungen nicht um eine Endosporulation.

Herr GÖTZ (Essen):

Wir Dermatologen kennen den Cr. neoformans nur als Erreger der Europäischen Blastomykose (BUSSE-BUSCHKE). Ich möchte aber erwähnen, daß man diesen Erreger auch auf der gesunden Haut finden kann. Der Übergang vom saprophytischen zum parasitären Wachstum ist hier ebenso schwer zu beurteilen, wie bei der Candida albicans.

Herr SCHOLER (Basel):

Gemäß der Literatur und eigenen Erfahrungen wird durch die Methenamin-Silberfärbung nach GOMORI-GROCOTT nicht die Kapsel von Cryptococcus neoformans dargestellt, sondern die Zellwand. Auch bei dieser Färbung erscheint die Kapsel lediglich als leerer Hof, und derartige, die Hefezellen umgebende Höfe waren auf den von Herrn WESENBERG gezeigten Abbildungen sehr schön sichtbar. Die fehlende Anfärbung eines Teils der Hefezellen kann daher nicht auf einem Fehlen der Kapsel beruhen, sondern muß eine andere Ursache haben, die mir allerdings unbekannt ist.

Herr SKOBEL (Marienheide, Bez. Köln):

Ich möchte Herrn FEGELER fragen, ob serologische Untersuchungen bei der von ihm gemachten Beobachtung durchgeführt sind und ob überhaupt serologische Untersuchungen in diesen Fällen weiterhelfen. Ich selbst beobachte eine Patientin seit 2 Jahren, die 10 Jahre in Südamerika lebte und dort an einer Pleuropneumonie erkrankt war. Im Bronchialsekret konnten wir eindeutig Cryptococcus neoformans nachweisen. Die Resektion war leider nicht möglich, da die Patientin einen schweren Diabetes mellitus hatte. Die entsprechenden Hautteste bei der Patientin waren negativ.

Herr FEGELER (Münster):

Serologische Untersuchungen, die übrigens nur zweifelhaften Wert besitzen, wurden nicht durchgeführt, da sie zur Klärung oder Bestätigung der Diagnose nicht erforderlich waren. Durch den Nachweis des Erregers im Liquor war die Diagnose einwandfrei gesichert.

Herr TELLER (Berlin):

Fragt nach dem weiteren Schicksal des von FEGELER beobachteten Patienten, insbesondere nach dem Verlauf des Morbus Hodgkin. Es ist bekannt, daß bei Hodgkin gar nicht so selten eine Cryptococcose auch in den Lymphknoten gefunden wird. Die Differentialdiagnose des M. Hodgkin und einer Cryptococcose ist in den Lymphknoten nur sehr schwer zu stellen.

Herr FEGELER (Münster):

Die Diagnose M. Hodgkin wurde durch 3malige histologische Untersuchung eines Lymphknotens, auch nach Hinweis auf das gleichzeitige Vorliegen einer Cryptococcose, durch das Pathologische Institut der Universität Münster bestätigt. Die Frage der Wirkung von Amphotericin auf den M. Hodgkin selbst wird z. Z. noch überprüft.

Herr KALKOFF (Freiburg):

Wie läßt sich das überdurchschnittliche Zusammentreffen vom Morbus Hodgkin und Cryptococcose bzw. die Häufigkeit des Cryptococcus neoformans beim Morbus Hodgkin erklären?

Herr FEGELER (Münster):

Bei den in Deutschland beschriebenen 18 Fällen von generalisierter Cryptococcose war 4mal ein Morbus Hodgkin vorhanden.

Die Tatsache, warum die Cryptococcose ,,überdurchschnittlich" häufig mit einem M. Hodgkin kombiniert ist, bedarf noch einer endgültigen Klärung. Ein wesentlicher Grund hierfür ist wohl die erhebliche, über lange Zeit andauernde Resistenzminderung des Kranken durch dieses Leiden.

Herr KALKOFF (Freiburg):

Eine unspezifische Resistenzminderung reicht doch als Erklärung hierfür nicht aus.

Herr JANKE (Fulda):

Hinweis auf entsprechende Beobachtungen von Prof. HEINE im AK. St. Georg, Hamburg, bei denen das Zusammentreffen von Morbus Hodgkin und Cryptococcose in histologischen Schnitten nachgewiesen worden ist.

Herr KRAUSPE (Hamburg):

Die Schwierigkeit liegt darin, daß der Cryptococcus neoformans histologische Veränderungen macht, die denen des Morbus Hodgkin sehr ähnlich sind. Ich entsinne mich an mindestens 2 Fälle, in denen anerkannte Pathologen die einwandfreie Diagnose Morbus Hodgkin gestellt haben, und wo die weitere Verlaufsbeobachtung das Vorliegen einer Cryptococcus-neoformans-Infektion ergeben hat.

Herr TELLER (Berlin):

Hinweis auf eine eigene Beobachtung, bei der ein starker Verdacht auf eine Cryptococcose bestand, bei dem die Differential-Diagnose histologisch zwischen Morbus Hodgkin und Cryptococcose zu entscheiden war, bei dem allerdings kulturell der Nachweis von Cryptococcus neoformans nicht geführt werden konnte.

Herr BOENICKE (Borstel):

Kreatinin ist ein cyclisches Amid. Bei Cryptococcus neoformans liegt also eine Cyclo-Amidase vor. Auch in diesem Fall ist eine Amidase spezifisch für eine bestimmte Gattung oder Species. Die Amidasen scheinen damit artspezifisch zu sein.

E. Generalisierte Candida-Mykosen; Therapie

Aus der Universitäts-Hautklinik Hamburg Eppendorf
(Direktor: Prof. Dr. Dr. J. KIMMIG)

Klinische Beobachtungen bei zwei Kindern mit generalisierter Candida-Mykose

Von

B. ROHDE, Hamburg

Die generalisierte Candida-Mykose ist bei Säuglingen und Kleinkindern häufiger, als allgemein angenommen wird. Ein vesiculäres (IBRAHIM) oder papulo-pustulöses (WILLI) Exanthem wird besonders bei Frühgeburten gesehen.

Die Infektion erfolgt wahrscheinlich während der Geburt durch Übertragung von der Candida-befallenen Vaginalschleimhaut der Mutter. Die Besiedlung der Genitalschleimhaut der Frau mit pathogenen Hefen kann daher nach RÜTHER, RIETH und KOCH wegen der Gefährdung des Kindes nicht als eine harmlose Saprophytie angesehen werden.

Über die klinischen Befunde bei generalisierter Candida-Mykose und der granulomatösen Form der Infektion haben besonders im Hinblick auf die einzuschlagende Therapie unter anderen BOUND; DEGOS, DROUHET, TOURAINE und DANA; DEGOS, LORTAT-JACOB, GARNIER, MARTIN und AUZEPY; HAUSER und ROTHMAN; HOLZEL; KOZINN u. Mitarb.; MAYER, GÖTZ und SEITZ; PAPAZIAN und KOCH; RUPPERT sowie WILLI berichtet.

Alle Autoren sind sich einig, daß die granulomatöse Form der Candida-Mykose, die pathogenetisch mit der Trichophytia profunda zu vergleichen ist (KÄRCHER), wegen des tief ins Gewebe greifenden Prozesses in jedem Falle ein sehr ernstes therapeutisches Problem ist.

Es soll aus diesem Grunde über zwei Kinder mit granulomatöser Candida-Mykose, die gemeinsam mit der hiesigen Kinderklinik in der Hautklinik behandelt wurden, referiert werden.

Das erste Kind, den jetzt 2½ Jahre alten Andreas W., übernahmen wir am 2. 11. 1960 in unsere Klinik.

Zur Anamnese:

Die ersten Effloreszenzen wurden am 8. Lebenstag beobachtet, es bestanden grau-weiße Beläge der Zunge und der Wangenschleimhaut, die auf die Lippen übergriffen. Nach Auftreten von blaßroten Herden im Perioral-Bereich siedelten sich im 4. Monat gleiche, gering schuppende Herde an der Stirn an. 7 Monate alt, erkrankte das Kind an einer spastischen Bronchitis, die im Oktober 1959 zur stationären Behandlung führte.

Nach vorübergehender Besserung unter MORONAL verschlimmerten sich die Stomatitis und Gingivitis gleichzeitig mit Ausbreitung der nun granulomatösen Hauterkrankung auf den ganzen Stirnbereich und die vordere Partie des behaarten Kopfes. Bei der Aufnahme in unsere Klinik bestanden dazu multiple Rhagaden in den stark geschwollenen Lippen, die Nasenschleimhaut war entzündlich gerötet und sezernierte ein dünnflüssiges Sekret.

Eine Nagelmykose und Paronychie bestand nur am rechten Daumen.

Im Genito-analbereich und an den angrenzenden Partien der Oberschenkel befanden sich randbetonte, zum Teil nässende Herde.

Candida albicans wurde im Mundabstrich, in Kopfschuppen, in den Haarfollikeln, im Stuhl und im Katheter-Urin gefunden.

Das zweite Kind, die 4jährige Irmgard D. befindet sich seit dem 13. 7. 1961 in unserer stationären Behandlung.

Zur Anamnese:

Nach einer regelrecht verlaufenen Geburt beobachteten die Eltern im zweiten Lebensmonat bei dem Kind kleine weiße Beläge an der Mundschleimhaut. Drei bis vier Monate später siedelten sich die ersten Pusteln auf dem behaarten Kopf an. Am Ende des ersten Lebensjahres kamen an einzelnen Fingern und Zehen Onychomykosen und Paronychien hinzu.

Erst zwei Jahre später führten schmerzhafte Lippenrhagaden und flächenhafter mykotischer Befall des Genitalbezirkes zur ersten stationären Behandlung. Bei der Aufnahme in unsere Klinik fiel besonders der dick verkrustete behaarte Kopf auf, wobei die Haare zopfartig verklebt waren. Eine Ablösung dieser hornharten Zöpfe gelang nicht schwer. Beim Versuch die Haare zu stutzen, blutete es aus den der Haut aufsitzenden Belägen. An den Mundwinkeln, an der Wangenschleimhaut und auf der Zunge weiße, z. T. recht festhaftende Plaques. Die Nägel des 2. und 3. Fingers links, des 2. und 5. Fingers rechts, sowie der 1. und 2. Zehe links und der 1. 3. und 5. Zehe rechts waren teils abgelöst, teils hyperkeratotisch verdickt, alle beteiligten Nagelbetten im Sinne einer Paronychie kolbig aufgetrieben.

Der Candida-Nachweis konnte aus Nagelsubstanz, Kopfschuppen, Haarfollikeln und aus Stuhlproben geführt werden. Dagegen waren die Kulturen mit Urin, Nasenabstrichen, Ohrabstrichen (nach einer Otitis externa) auch bei Wiederholung negativ.

Die außerhalb unserer Klinik begonnene Therapie bestand in Anwendung von Kaliumpermanganatbädern, Tinctura Castellani, Malachitgrün, Moronal als Salbe und Spray, Trichonat per os, auch Versuche mit Likuden neben Ichthyol. pur., Borsäurebädern und Chinosol wurden herangezogen.

Die Nägel wurden wiederholt extrahiert. Eine anhaltende Besserung konnte nicht erreicht werden, bis wir auf die intravenöse Behandlung mit *Amphotericin B* übergingen.

Dieses 1955 von VANDEPUTTE; GOLD u. Mitarb. aus Streptomyces isolierte Antibioticum wurde 1956 von KOZINN, TASCHDJIAN, DRAGUTSKY und MINSKY in die Therapie der Candidainfektion eingeführt. Unsere beiden kleinen Patienten bekamen jeden zweiten Tag eine Infusion mit steigender Dosis. Die Anfangsdosis bestimmten wir nach 0,25 mg/kg Körpergewicht und steigerten langsam auf 0,5 bzw. 1,0 mg/kg Körpergewicht. Nach monatelanger Anwendung stellte sich ein sichtbarer

Erfolg ein. Die Beeinträchtigung des Allgemeinbefindens durch das als Nebenwirkung auftretende Fieber und erniedrigte Hämoglobinwerte zwangen wiederholt zu kurzfristigen Unterbrechungen. Das Medikament war auch unter gleichzeitiger Gabe von Corticosteroiden (URBASON 12 mg an den Tagen der Infusion), Antipyretica und Antihistaminica nicht verträglicher, doch konnte bei Beachtung der Verdünnung (1,0 mg/20,0 ml 5% Dextroselösung) und langsamer Infusion (100 ml in 2 Std) die monatelange Behandlung mit dem sehr differenten Antibioticum durchgeführt werden.

Beide Kinder sind bisher über 8 Monate mit *Amphotericin B* behandelt worden.

Bei Andreas W. hat sich nach zweimonatiger Behandlungspause jetzt wieder ein Candidabefall der Mundschleimhaut eingestellt, auch konnte in der Stuhlprobe Candida albicans erneut nachgewiesen werden.

Bei Irmgard D. sind alle Kulturen auf Candida seit mehr als vier Wochen negativ. Im Nativpräparat lassen sich noch in Nagelmaterial der Finger Hyphen nachweisen, doch blieb das Wachstum in der Kultur aus.

Vorstellung der Kinder.

Dr. B. ROHDE, Univ.-Hautklinik,
2 Hamburg-Eppendorf

Aus der Universitäts-Hautklinik Hamburg-Eppendorf
(Direktor: Prof. Dr. Dr. J. KIMMIG)

Das Candida-Granulom

Von

J. J. HERZBERG, Hamburg

Mit 2 Abbildungen

Durch Candida albicans werden beim Menschen papillomatöse, hyperkeratotische, papulo-nodöse und ulcero-vegetierende Veränderungen auf der Haut sowie auf der hautnahen Schleimhaut verursacht. Die Erscheinungen unterscheiden sich voneinander insofern, als beim Säugling, beim Kleinkind und bei Kindern ein cutanes Granulom auftritt, welches beim Erwachsenen zumeist fehlt. Beiden Verlaufsformen gemeinsam sind die beträchtlichen Alterationen der Oberhaut mit oft grotesker Hauthornbildung.

Unsere beiden Erkrankungsfälle gehören in die Gruppe der Candidagranulome des Kleinkindes. Das ausschließlich den Follikeln angelagerte *Granulationsgewebe*, zelldicht in Höhe des Infundibulums und an der Cutis/Subcutis-Grenze bzw. in den obersten Anteilen des Fettgewebes ist bunt, *unspezifisch*. Jede, das Infiltrat mitaufbauende Zellreihe ist in sich monomorph. Es überwiegen die dunkel- und fast nacktkernigen Lymphoide und die Plasmazellen — letztere so gehäuft auftretend, daß man stellenweise an ein reaktives Plasmacytom denkt, — über die eosinophilen und neutrophilen Polymorphkernigen, die großen Histiocyten, die Mastzellen sowie die Epitheloiden. Die Weiterentwicklung dieses bunten Granuloms in ein mehr monomorph-epitheloidzelliges Infiltrat,

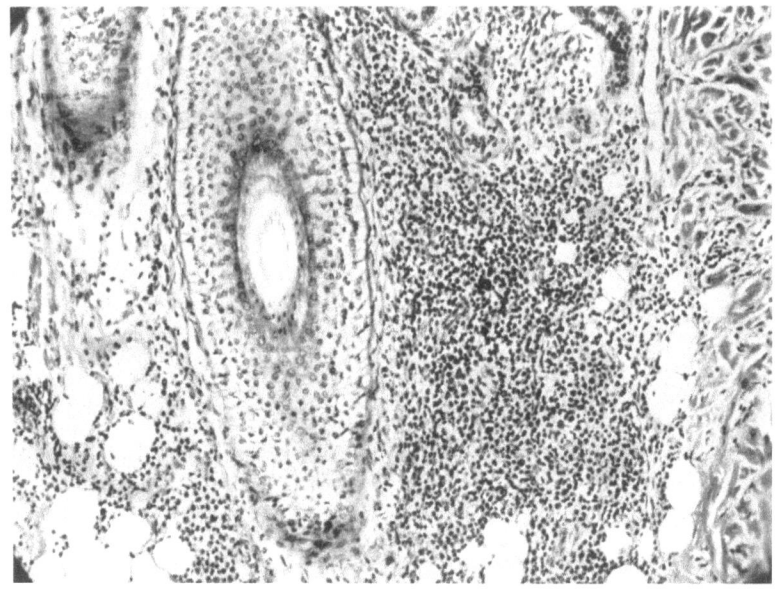

Abb. 1. A. W., 14 Monate, männl., Kopfhaut. Ausschnitt aus dem Candidagranulom in Höhe der Cutis/Subcutisgrenze. Dem Haarquerschnitt angelagert ein buntes, in den erweiterten Fettgewebsmaschen neutrophil-leukocytär differenziertes Granulom

in welchem Makrophagen und Fremdkörper-Riesenzellen vorkommen, hängt mit dem Untergang einzelner Haarfollikel zusammen und ist insofern ebensowenig ein charakteristisches Merkmal wie etwa das Auftreten eines Abscesses innerhalb des Granuloms. In unseren beiden Fällen kann die auffällig reichliche Beimengung neutrophiler Polymorphkerniger zu dem Granulom an der Wurzelspitze der Haare, besonders gut sichtbar als Mascheninfiltration des Fettgewebes, die erste Andeutung der Abscedierung sein. — Das Granulom, durchsetzt von zahlreichen, meist engkalibrigen Capillaren, weist ein mehr/minder dichtfaseriges, argyrophiles Fasernetz bei der Gomori-Färbung auf. Der Einschluß kleiner Schweißdrüsen in das Infiltrat hängt mehr mit der Ausdehnung desselben bei primär perifolliculärem Sitz als mit einer etwaigen Candida-Invasion der Schweißdrüsen zusammen.

Die Oberhautveränderungen bestehen in oft massiver Superorthokeratose, inselförmiger Parakeratose, Schuppenkrustenbildung und kleineren Abscessen zwischen den Hornlamellen. Die Verhornungsanomalie kann bis zur effektiven Hauthornbildung führen. Die darunter liegende Epidermis zeigt alle Grade der Acanthose bis zur plumpen Papillomatose, eine uncharakteristische Exoserose und Exocytose. In

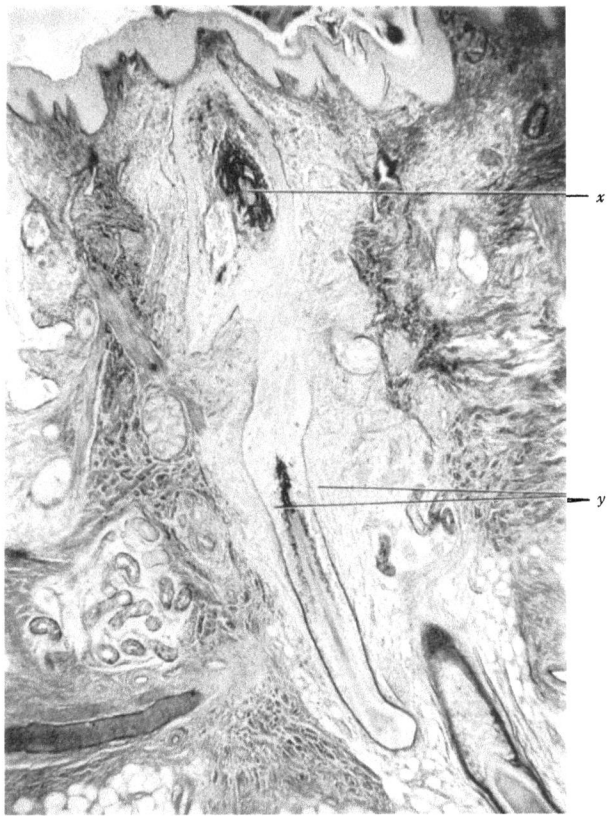

Abb. 2a. A. W., Candida-Granulom, PAS-Färbung: Fast durchgehender Haarlängsschnitt mit positivem Candidabefund an 2 Stellen (*x, y*)

den Follikelmündungen findet man neben Horn- und Detritusmassen gelegentlich eine Veränderung der Granulosazellschicht, deren Einzelelemente sich in Vogelaugenzellen verwandeln. Diese Elemente besitzen einen hyperkeratotischen, pyknotischen Kern, eine perinucleäre Aufhellung sowie ein betont eosinophiles, strukturloses, homogenes Zellplasma. Die Zelle ist größer als normal.

Da in unseren eigenen wie auch in anderen Fällen der Literatur weder eine tief gelegene Abscedierung noch die für Sporotrichose bekannte 3-Zonenbildung zu beobachten war, ist die Diagnose nur durch den speziellen Nachweis der Hefen im Gewebe zu erbringen gewesen. Bei der PAS-Färbung haben sich massenhaft Mycelien und Pseudomycelien in den

Follikelostien, in der Hornschicht, innerhalb der inneren Wurzelscheide und im Talgdrüsenausführungsgang nachweisen lassen. Weder die Epi-

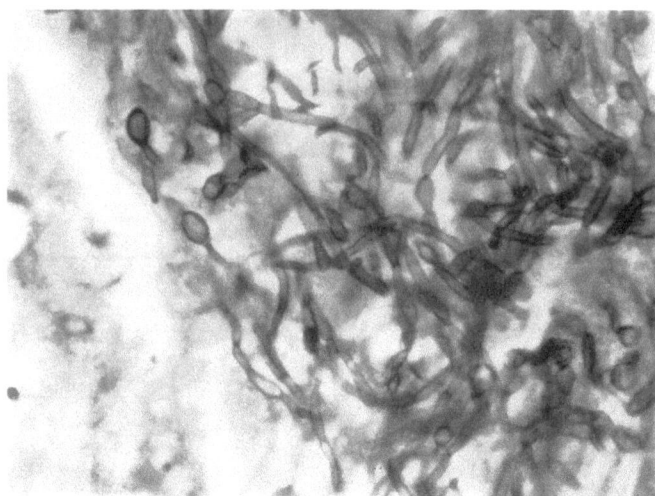

Abb. 2b. A. W., Candida-Granulom. Starke Vergrößerung der Stelle *x*: Pseudomycel und, an der Septierung erkennbares, echtes Mycel zwischen Haar und Haarbalg eingelagert. Man beachte die kolbig aufgeblähten Enden der Pseudomycelien

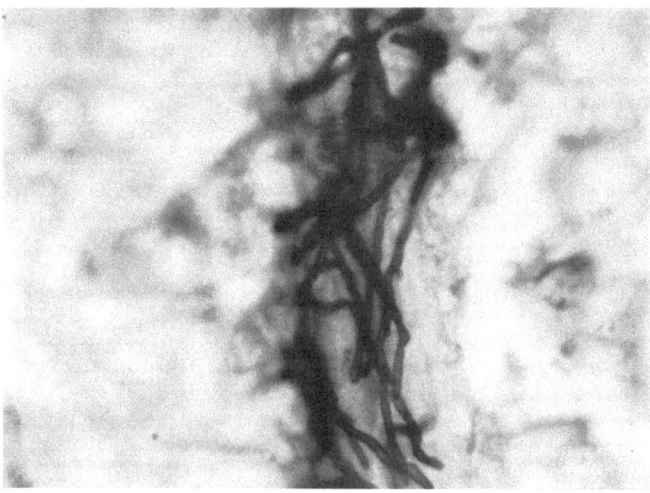

Abb. 2c. A. W., Candida-Granulom. Starke Vergrößerung der Stelle *y*: Zwischen innerer Wurzelscheide und Haar eingewuchertes Pseudomycel

dermis noch die äußere Wurzelscheide noch die Cutis sind einer Candida-Infektion anheimgefallen. Dieser ausgedehnte Hefenbefall bis tief in die

Haarfollikel hinein — Hefen nicht nachweisbar in der Haarwurzel — erklärt zwangsläufig das umfangreiche perifollikuläre Infiltrat. In diesem weisen die sehr zahlreichen Plasmaelemente von vornherein auf die Möglichkeit einer parasitären Invasion des Haarbalges hin. Umfang und Zelldichte des cutanen Granuloms scheinen jedoch nicht voll korreliert zu sein zu der Menge der darstellbaren Hefen. Die Haarwurzeln und die Haarpapillen, beide nicht Sitz der Candida, sind genau so dicht eingescheidet in das bunte, hier sogar leukocytäre Infiltrat wie das Infundibulum, das heißt eine Stelle des Follikels, die einem sehr massiven *Hefenbefall des Haares* entspricht.

Die Candida albicans findet sich hauptsächlich als Pseudomycel, wenn auch hier und da echte Hyphen mit Septen der Fäden vorkommen. Chlamydosporen sind nicht anzutreffen.

Zusammenfassung

Die Candida albicans-Infektion der Säuglinge, Kleinst- und Kleinkinder kann zur Bildung von hyperkeratotischen, papillomatösen Veränderungen führen und ein erhebliches cutanes Granulom verursachen. Diese Erscheinungen sind völlig unspezifisch. Fehlt die Abscedierung des Granuloms, bzw. die tuberkuloide Umwandlung, so ist auch der geringste Verdacht auf ein Hefegranulom nicht mehr vorhanden. Lediglich die routinemäßige Überprüfung aller granulomatösen Infiltrate mittels Gram-, Giemsa- und PAS-Färbung und mittels Polarisation ermöglichen die Diagnose, wenn man Pseudomycelien in der Hornschicht, im Haartrichter, innerhalb der Wurzelscheide sowie in den Ausführungsgängen der Talgdrüsen findet.

Literatur

DEGOS, R., E. LORTAT-JACOB, S. GARNIER, P. MARTIN et PH. AUZÉPY: Bull. Soc. franç. Derm. Syph. **65**, 48 (1958).
— J. DELORT, J. CIVATTE, J. GUILAINE et A. LOCKHART: Bull. Soc. franç. Derm. Syph. **66**, 630 (1959).
— E. DROUHET, R. TOURAINE et M. DANA: Bull. Soc. franç. Derm. Syph. **66**, 632 (1959).
— O. DELZANT et J. CIVATTE: Bull. Soc. franç. Derm. Syph. **66**, 637 (1959).
— et Mme. MASCARENHAS: Bull. Soc. franç. Derm. Syph. **67**, 701 (1960).
HAUSER, F. v., and S. ROTHMAN: Arch. Derm. Syph. (Chic.) **61**, 297 (1950).
JOULIA, P., et P. LE COULANT: Bull. Soc. franç. Derm. Syph. **67**, 705 (1960).
VILANOVA, X., J. M. DE MORAGAS, J. PINOL AGUADE et M. CASANOVAS: Bull. Soc. franç. Derm. Syph. **67**, 700 (1959).

Prof. Dr. J. J. HERZBERG, Univ.-Hautklinik,
2 Hamburg-Eppendorf

Aus der Dermatologischen Universitätsklinik und Poliklinik Marburg
(Direktor: Prof. Dr. O. BRAUN-FALCO)

Histologischer Nachweis von Hefen bei Hauterkrankungen

Von

M. THIANPRASIT, Marburg

Mit 1 Abbildung

Hefen können sowohl als Saprophyten auf der menschlichen Haut wie auch als Parasiten in der menschlichen Haut vorkommen. Um Hefen bei einigen Hautprozessen histologisch nachzuweisen, untersuchten wir unser Probeexcisionsmaterial sowohl mykologisch als auch histologisch mit der PAS-Reaktion (Modifikation nach BRAUN-FALCO). Die Ergebnisse der bisherigen Untersuchungen sind in der Tabelle festgehalten.

Tabelle 1. *Histologischer Hefenachweis*

Lokalisation der Hefen	Fallzahl	Erkrankungen	Kultur
1. Im Str. corneum ohne Gewebsreaktion	8	Verrucae seborrhoicae	P. ovale, Candida species, Torulopsis species
	1	Papillom	
	1	Keratosis senilis	
	1	Basaliom	
2. Im Str. corneum mit entzündlicher und granulomatöser Gewebsreaktion	1	Chronische Paronychie	Candida albicans
	1	Oberflächliche Candida-Mykose	Candida albicans

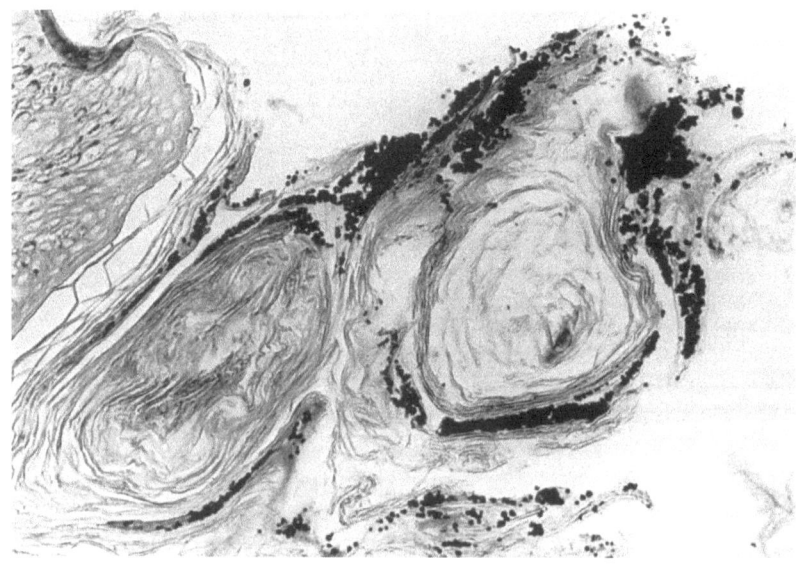

Abb. 1. Verruca seborrhoica

1. Saprophytäre Hefebesiedlung

Die Hefezellen sind nur im Stratum corneum zu finden, ohne daß es zu einer Gewebsreaktion entzündlicher Natur kommt. Diesen Befund konnten wir bei Verrucae seborrhoicae, Papillom, Keratosis senilis und im zentralen nekrotischen Basaliombezirk eines Ulcus rodens erheben. Die kulturellen Ergebnisse zeigten Candida species, Torulopsis species und Pityrosporum ovale.

Es handelt sich hier (Abb. 1) um eine typische Alterswarze. Auffällig ist der Reichtum an Hefezellen, die sich mit der PAS-Reaktion intensiv cyclamenfarbig tingieren. Diese sind nicht nur an der Oberfläche des Stratum corneum zu finden, sondern auch im Bereich tieferer Hornlagen.

Bei einem ulcerierten Basaliom fanden sich Hefezellen im zentralen Bereich eines nekrotischen Tumorbezirkes.

2. Parasitäre Hefebesiedlung

Die Hefezellen können ebenfalls im Stratum corneum liegen, ihre Anwesenheit führt aber zu entzündlicher und granulomatöser Gewebsreaktion, wie wir das im Falle einer chronischen Paronychie und einer oberflächlichen Candida-Mykose der Unterschenkel feststellen konnten.

In diesen Fällen ließen sich Sproßzellen und Pseudomycelien bei einer chronischen Paronychie im Stratum corneum nachweisen.

Bei oberflächlicher Candida-Mykose der Unterschenkel findet man Pseudomycelien und Blastosporen auch im Stratum corneum unter der Krustenbildung.

Dr. M. Thianprasit,
Derm. Univ.- und Poliklinik,
355 Marburg/Lahn

Aus der Universitäts-Hautklinik Hamburg-Eppendorf
(Direktor: Prof. Dr. Dr. J. Kimmig)

Gegen Hefen wirksame Antimykotica

Von

W. Meinhof, Hamburg

Für die Behandlung der Hefemykosen sind die aus Streptomyces-Arten gewonnenen Antibiotica Nystatin, Trichomycin und Amphotericin B von hervorragender Bedeutung (Tab. 1). Zur chemischen Konstitution ist zu sagen, daß es sich um Substanzen mit einer nicht-isoprenoiden Polyenstruktur handelt. Ihnen gemeinsam ist ein Aminzucker, das Mycosamin, dessen Struktur als 3-Amino-3,6-didesoxyhexopyranose identifiziert wurde.

Das Nystatin besitzt eine ungewöhnlich gute Verträglichkeit. Die Anwendungsmöglichkeiten beschränken sich auf solche Applikationsarten, bei denen das Antimykoticum in direkten Kontakt mit dem Hefepilz gebracht werden kann, z. B.

Tabelle 1. *Gegen Hefen wirksame Antibiotica*

	Konz. für totale
Nystatin (aus Streptomyces noursei) Bruttoformel $C_{46}H_{75}NO_{19}$ Tetraen	Hemmung von Cand. alb. 1 : 200 000 — 1 : 300 000
Trichomycin (aus Streptomyces hachijoensis) Heptaen	1 : 300 000 — 1 : 1 000 000
Amphotericin B (aus Streptomyces-Art) — vom Orinoco — Heptaen	1 : 100 000 — 1 : 5 000 000

durch Aerosol-Inhalation oder durch Instillation. Die Resorption aus dem Darmtrakt ist gering. Trichomycin wird dagegen besser resorbiert. Wir haben bei der Behandlung von sicher hefebedingten Onychomykosen oder Paronychien Einzelerfolge beob-

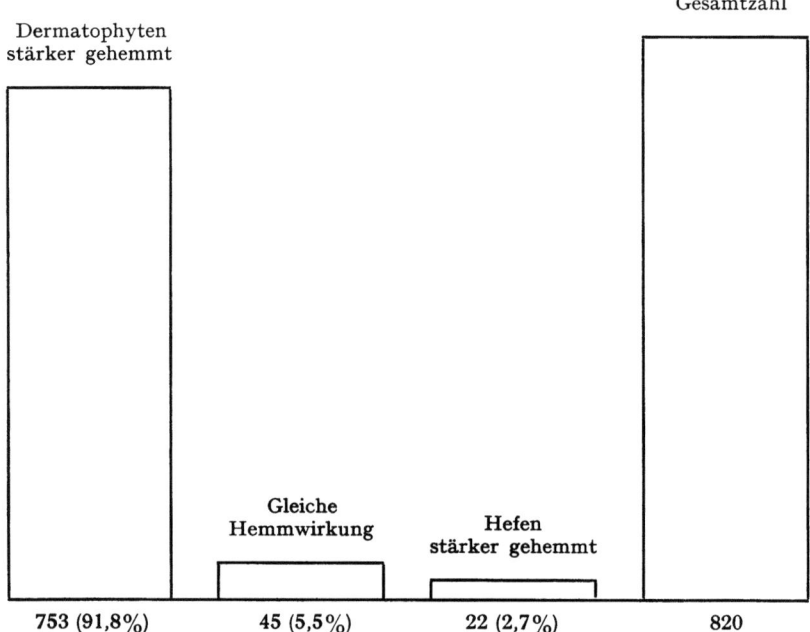

Tabelle 2. *Antimycetische Wirkung von 820 Substanzen*

achten können. In anderen Fällen blieb das Medikament jedoch ohne Effekt: Die Wirkung ist offenbar individuell sehr verschieden. Nicht selten muß die Behandlung wegen gastrointestinaler Unverträglichkeits-Erscheinungen vorzeitig abgebrochen werden. Bei der Therapie mit Amphotericin B — einer sehr differenten Substanz — ist vor allem die strengste Beachtung der Anwendungsvorschriften von Bedeutung. Der Behandlungserfolg ist dann aber gut, selbst in Fällen mit sonst ausgesprochen schlechter Prognose.

Am Beispiel des Nystatins sehen wir, daß eine antimycetische Wirkung gegen Hefen nicht mit einer Wirkung auf Dermatophyten parallel geht. Das gilt in ähnlicher Weise für das Griseofulvin. Wie oft Dermatophyten und Hefepilze verschieden ansprechen, ergibt sich aus Tab. 1.

Unter einer größeren Zahl von untersuchten chemischen Verbindungen wurden 820 Substanzen als antimycetisch wirksam herausgefunden (Tab. 2). Über 90% dieser Verbindungen wirkten auf Dermatophyten

Schema 1. *Gegen Hefen wirksame Substanzen*

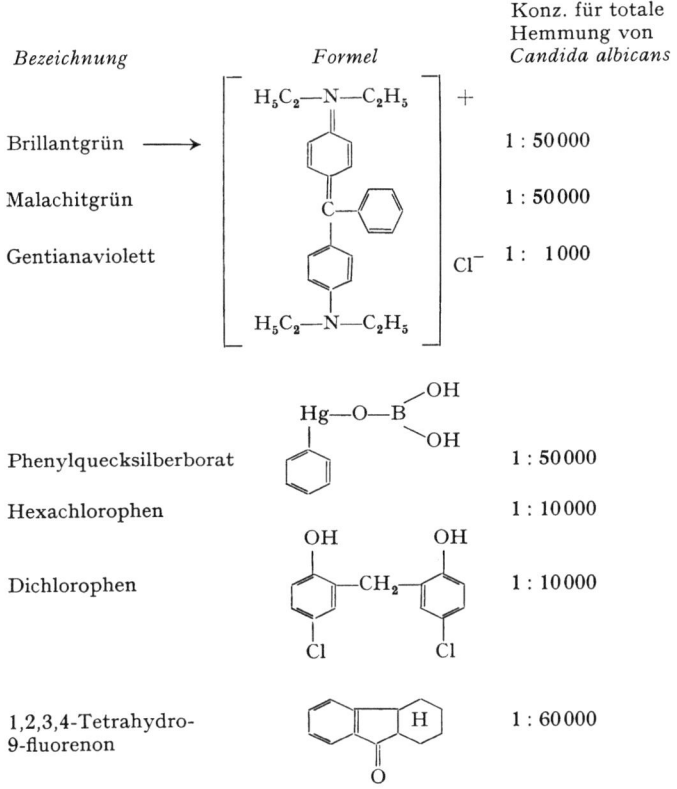

wesentlich stärker als auf Hefen. Dagegen waren nur 2,7% gegen Hefen stärker wirksam als gegen Dermatophyten. Auch gleichmäßige Wirkung auf beide Pilzgruppen war mit 5,5% nur selten zu finden. Hieraus geht eindeutig hervor, wieviel geringer die Chance ist, gegen Hefen wirksame Antimykotika zu finden als solche, die auf Dermatophyten wirken. Für die lokale Behandlung mit handelsüblichen Antimykotika ergibt sich die Folgerung, daß eine Wirkung gegen Hefepilze nicht vorausgesetzt werden kann, wenn sie nicht erwiesen ist.

Für manche Medikamente ist dieser Nachweis erbracht. Seit langem sind die Triphenylmethanfarbstoffe (Schema 1) und Borsäure bekannt. Sehr gut wirken Quecksilberverbindungen, die andererseits aber auch

Schema 2. *Gegen Hefen wirksame 8-Oxychinolin-Derivate*

Bezeichnung	Formel	Konz. für totale Hemmung von Candida albicans
8-Oxychinolin-sulfat	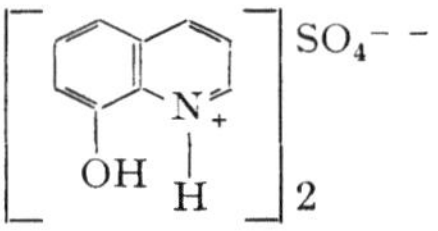	1 : 10000
5,7-Dijod-8-oxychinolin	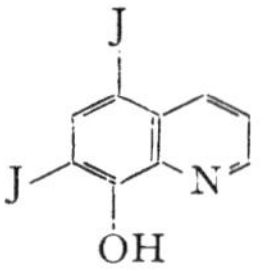	1 : 20000
5-Chlor-7-jod-8-oxychinolin	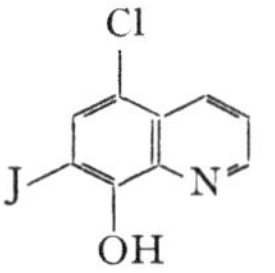	1 : 20000
5-Chlor-8-oxychinolin	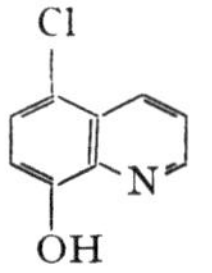	1 : 50000
5,7-Dichlor-8-oxychinaldin	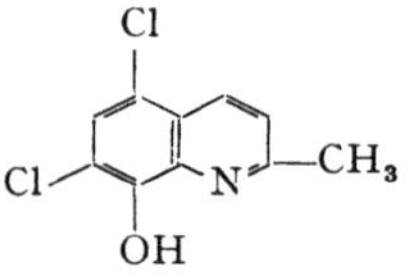	1 : 50000

leicht sensibilisieren. Ferner hat sich das 8-Oxychinolin (Schema 2) in der Form einer wäßrigen Chinosollösung gut bewährt. Viele Derivate des 8-Oxychinolins wirken ebenfalls gut gegen Hefen. Aromatische Diamidine (Schema 3) werden sowohl äußerlich als auch innerlich mit Erfolg bei Candidiasis angewendet. Schließlich soll noch auf eine Gruppe von

Schema 3. *Aromatische Diamidine*

Hexamidin:

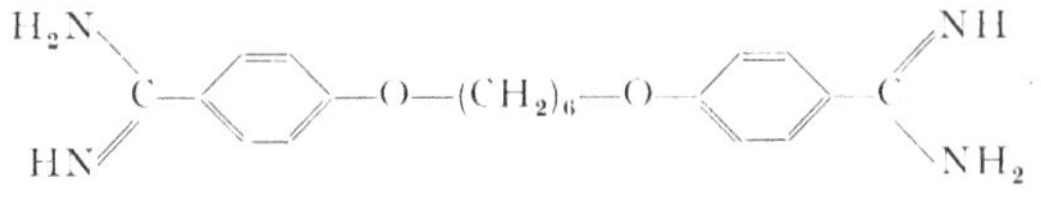

$$H_2N\diagdown C\diagup \hspace{-2pt}\bigcirc\hspace{-2pt}-O-(CH_2)_6-O-\hspace{-2pt}\bigcirc\hspace{-2pt}-C\diagup^{NH}_{NH_2}$$
$$HN\diagup$$

Dibrompropamidin:

$$H_2N\diagdown C\diagup \hspace{-2pt}\bigcirc\hspace{-2pt}-O-(CH_2)_3-O-\hspace{-2pt}\bigcirc\hspace{-2pt}-C\diagup^{NH}_{NH_2}$$
$$HN\diagup \quad\quad Br\quad\quad\quad\quad Br$$

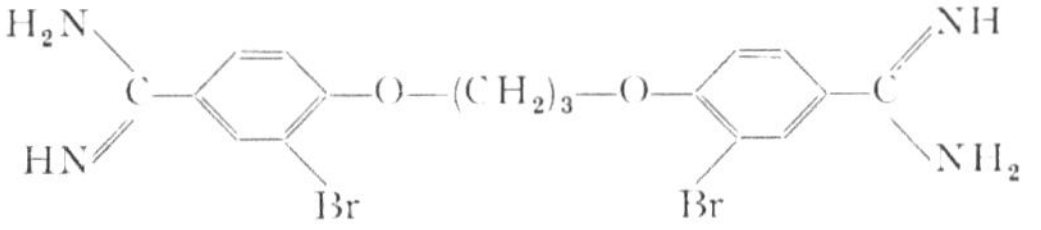

Verbindungen hingewiesen werden, über die NEJEDLY mehrfach berichtete. Es handelt sich dabei um Derivate des Tetrahydro-1,3,5-thiadiazin-2-thions (Schema 4), von denen einige eine bemerkenswerte Hemmwirkung gegen Hefen zeigen.

Schema 4. *Thiadiazin-Derivate*

3,5-Dibenzyl-tetrahydro-1,3,5-thiadiazin-thion-(2)

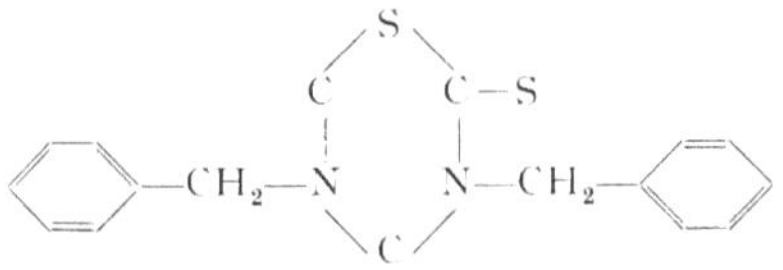

3-β-Oxyäthyl-5-benzyl-tetrahydro-1,3,5-thiadiazin-thion-(2)

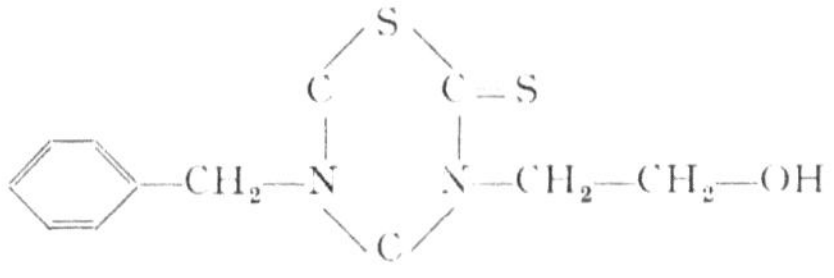

Für die Praxis kommt es vor allem darauf an, Mittel in der Hand zu haben, die sowohl innerlich als auch lokal gegen Hefen eingesetzt werden können, und hier gibt es im Augenblick nur Nystatin, Trichomycin und Amphotericin B.

Dr. W. MEINHOF,
Univ.-Hautklinik,
2 Hamburg-Eppendorf

Aus der Abteilung für experimentelle Medizin F. Hoffmann-La Roche & Co. A.G.,
Basel/Schweiz,
der Pathologisch-Anatomischen Anstalt der Universität Basel (Vorsteher: Prof. Dr.
A. WERTHEMANN) und der Medizinischen Universitätsklinik Basel (Vorsteher:
Prof. Dr. H. STAUB)

Endokarditis durch Candida parapsilosis

Von

H. J. SCHOLER, F. GLOOR und L. DETTLI, Basel

Mit 5 Abbildungen

Die vorliegende Beobachtung einer Candida-Endokarditis nach Zahnextraktionen liefert ein Beispiel dafür, daß Hefen von äußerst geringer Virulenz vorgeschädigte Herzklappen besiedeln und tödliche Sepsis verursachen können, wenn ihnen der Zugang ins Blut gleichsam gebahnt wird. Sie dokumentiert ferner, anscheinend zum ersten Male, eine durch klinische Behandlung erworbene Resistenz gegen Amphotericin B.

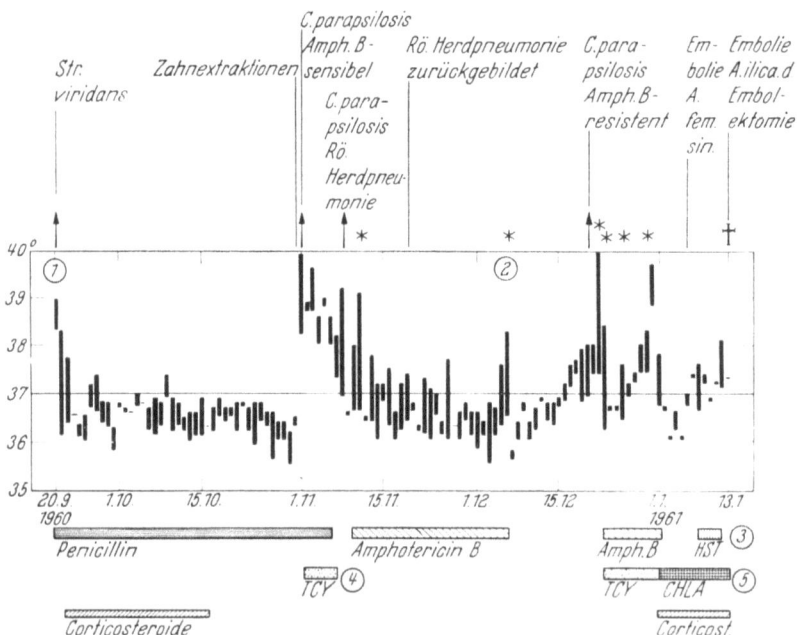

Abb. 1. *Krankheitsverlauf und Chemotherapie.* ↑ Blutkulturen * Schüttelfröste
① die senkrechten Strecken zeigen die an jedem Krankheitstag gemessenen Maxima (obere Enden der Strecken) und Minima (untere Enden) der axillaren Körpertemperatur. ② Schüttelfrost und Temperaturanstieg am 6. 12. wurden als Nebenwirkung des Amphotericin B aufgefaßt und veranlaßten die Unterbrechung der Therapie. ③ Hydroxystilbamidin. ④ Tetracyclin. ⑤ Chloramphenicol

Klinische Beobachtung (vergl. Abb. 1)

Ein 41 jähriger Mann mit vorbestehendem Cor rheumaticum (Aorten- und Mitralinsuffizienz) erkrankt an Sepsis lenta. Beim Spitaleintritt wächst in der Blutkultur Streptococcus viridans. Penicillin i. v. führt zu rascher Entfieberung. Nach sechs Wochen werden, unter fortgesetzter Penicillinbehandlung, zwei Zähne mit Granulomen extrahiert. Am folgenden Tag beginnt erneut septisches Fieber; im Röntgenbild der Lunge werden diffus verteilte Fleckschatten sichtbar. Aus dem Blut wird kein Bacterium mehr, sondern *Candida parapsilosis*[1] kultiviert. Nach wiederholtem Nachweis dieser Hefe wird dem Patienten Amphotericin B infundiert. Bei lytischem Absinken des Fiebers bilden sich die pulmonalen Fleckschatten zurück. Schüttelfrost und Fieberzacke am 26. Tag der Behandlung mit Amphotericin B werden als Nebenwirkungen des Medikamentes gedeutet und veranlassen zum Absetzen desselben. In der Folge steigt die Temperatur schrittweise an; die Schüttelfröste mehren sich; aus dem Blut wächst wieder *C. parapsilosis*. Da die Amphotericin B-Empfindlichkeit dieses Isolates im Vergleich zu derjenigen des ersten Isolates sehr stark abgenommen hat (Tab. 1), erfolgt ein Therapieversuch mit Hydroxystilbamidin [(*10, 33*); vgl. Tab. 1]. Trotz Antikoagulantien ereignen sich jetzt Embolien, zuerst in das linke und dann in das rechte Bein. Eine Embolektomie aus der rechten Arteria ilica communis gelingt, doch stirbt der Patient während der Operation durch Herzstillstand.

Tabelle 1. *Erworbene Resistenz von C. parapsilosis gegen Amphotericin B*

Geprüfte Chemotherapeutica	Das Wachstum von C. parapsilosis vollständig hemmende Konzentrationen (γ/ml)			
	Isolat vom 1. 11. 60[1]		*Isolat vom 20. 12. 60*[1]	
	24 Std[2]	48 Std	24 Std	48 Std
Amphotericin B. . . .	3	3	100	>100
Hydroxystilbamidin . .	10	10	10	10

[1] Vor, bzw. nach Behandlung mit Amphotericin B (vgl. Abb. 1).
[2] Ablesung nach 24 Std, bzw. nach 48 Std Bebrütung bei 37° C. Sabouraud-Nährflüssigkeit (2% Glucose), p_H 7,0.

Autopsie-Befunde

Die Autopsie ergibt eine fibroplastisch abgeheilte Endokarditis der Mitralklappe und eine schwere, rezidivierende, ulceröse Endokarditis der Aortenklappe mit großen thrombotischen Auflagerungen (Abb. 2 und 3). Histologisch bestehen letztere zu einem großen Teil aus sehr dichten Massen einer runden bis leicht ovalen, sprossenden Hefe, die manchmal kurze Ketten bildet (Abb. 4/5). In Niere, Herzmuskel, Gehirn, Pankreas und Lunge finden sich ältere und frische septisch-embolische Entzündungsherde, oft mit Hefen des gleichen Aussehens. In nach GRAM gefärbten Präparaten werden keine Bakterien festgestellt. Besonders dicht sind die Hefemassen im kurz vor dem Tode operativ entfernten Embolus der rechten A. ilica communis. Kulturell wird von der Aortenklappe und von diesem Embolus *C. parapsilosis* nachgewiesen.

---

[1] Wir danken Herrn Dr. H. RIETH, Hamburg, für die Überprüfung dieser Diagnose.

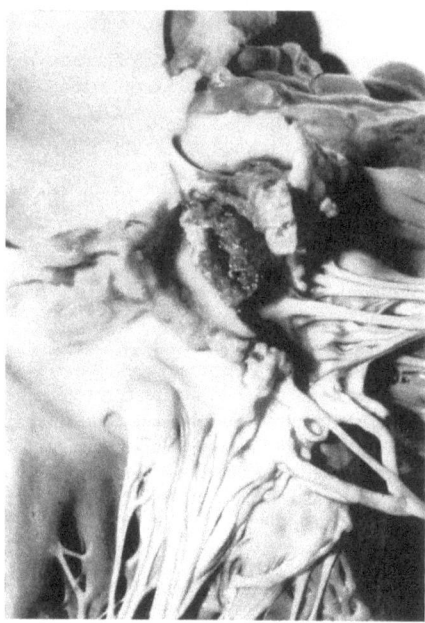

Abb. 2. Aortenklappe nach Eröffnung des Herzens (leicht vergrößert)

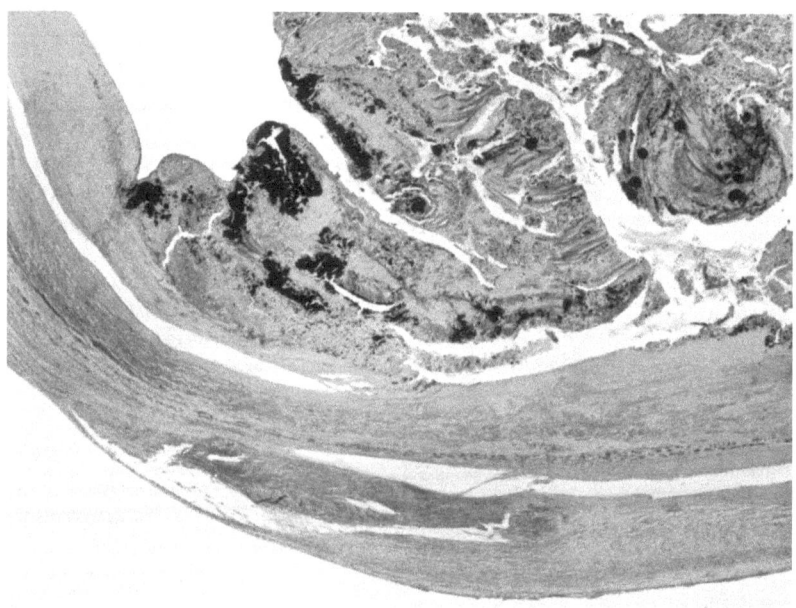

Abb. 3. Aortenklappe, Übersichtsbild. Die im Thrombus enthaltenen Hefemassen sind als schwarze Flecke sichtbar. Methenamin-Silber, 20mal

Diskussion

In der Literatur fanden wir 18 weitere Beobachtungen von Candida-Endokarditis mit kultureller Species-Diagnose des Erregers und mit Nachweis und hinreichender Beschreibung von typischen Pilzelementen im histologischen Präparat (Tab. 2). Mehrere zusätzliche Fälle erfüllen diese strengen Kriterien nicht ganz, können aber als verhältnismäßig sicher betrachtet werden (1, 2, 4, 9, 18), speziell auch diejenigen, die durch Chemotherapie vermutlich geheilt wurden (7, 17), sowie einige neuere Beobachtungen des amerikanischen National Institute of Health, über die bis jetzt nur summarische Berichte vorliegen (28, 29, 30).

Tabelle 2. *Kulturell und histologisch gesicherte Beobachtungen von Candida-Endokarditis*

Erreger-Species	Anzahl Fälle	Literaturnachweis[1]
Candida albicans	10	6, 10, 12, 13, 14, 15, 20, 22
Candida parapsilosis	5	11, 21, 23, 31, eigene Beobachtung
Candida guilliermondii	2	14, 20, 34
Candida krusei	1	32
Candida tropicalis	1[2]	3

[1] Nummern des Literaturverzeichnisses.
[2] Während in allen übrigen Fällen Endocarditis valvularis vorlag, handelte es sich hier um eine Endocarditis parietalis.

Wie Tab. 2 zeigt, ist *C. albicans* zwar der häufigste Erreger, überwiegt aber bei weitem nicht so stark wie bei anderen Candidamykosen: fast ebenso viele Beobachtungen entfallen auf *C. parapsilosis*[1], *C. guilliermondii* und *C. krusei*, die für den Menschen sonst kaum je pathogen sind. Klinisch und pathologisch-anatomisch bestehen gegenüber bakteriell bedingter Endocarditis lenta keine sicheren Unterschiede (19, 22). Charakteristisch sind besonders große Thromben und entsprechend schwere embolische Komplikationen (19). Die wohl stets vorhandene rheumatische Vorschädigung der Herzklappen ist in vielen Fällen bewiesen. Antibakterielle Antibiotica mögen das Haften der Hefen begünstigen (30). In einigen Fällen fand, gleich wie im unsrigen, vor oder neben der Besiedlung mit den Hefen eine solche mit Bakterien statt (6, 14, 20, 22; 7).

Interessant ist die Frage der Eintrittspforte der Hefen. Man hat Anhaltspunkte dafür, daß sie oft künstlich ins Blut oder sogar direkt an die Herzklappen verbracht wurden, sei es bei der intravenösen Injektion von Rauschgiften durch süchtige Patienten (11, 31, 34; 18, 29), sei es iatrogen bei intravenösen Dauerinfusionen (3, 6; 17) oder bei offener Herzchirurgie (10, 13, 23; 9, 29, 30). Derartige „Kurzschlüsse" sind vor allem dann von wesentlicher Bedeutung, wenn praktisch avirulente Hefearten vorliegen, denen die Fähigkeit fehlt, die Schranke von Haut oder Schleimhäuten selbständig zu durchdringen. Bei unserem Patienten dürfte der Einbruch in die Blutbahn anläßlich der Zahnextraktionen erfolgt sein,

---
[1] Ein in der Literatur oft verwendetes Synonym von *C. parapsilosis* ist *C. parakrusei*.

die kurz vor dem zweiten Fieberanstieg durchgeführt wurden (Abb. 1). Entstehung bakterieller Sepsis im Anschluß an Zahnextraktionen ist bekannt; da C. *parapsilosis* in der Mundhöhle vorkommt (5, 8, 24), ist

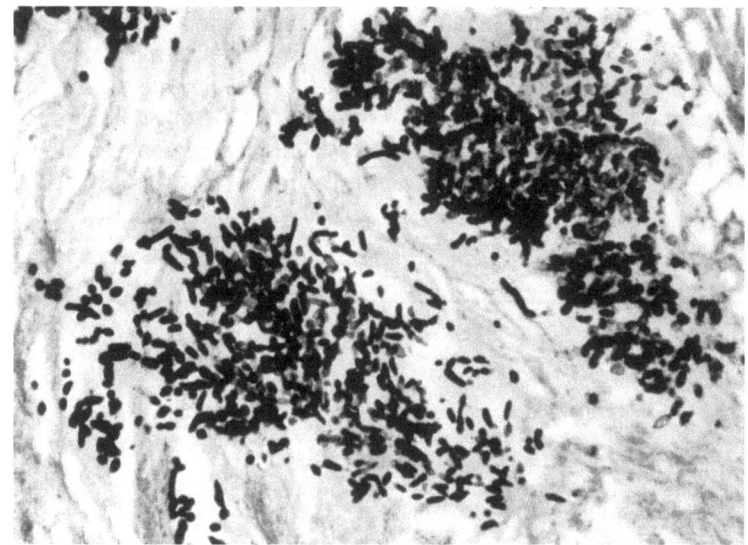

Abb. 4. Thrombus der Aortenklappe. C. parapsilosis mit Ansatz zu Fadenbildung. Methenamin-Silber, 520mal

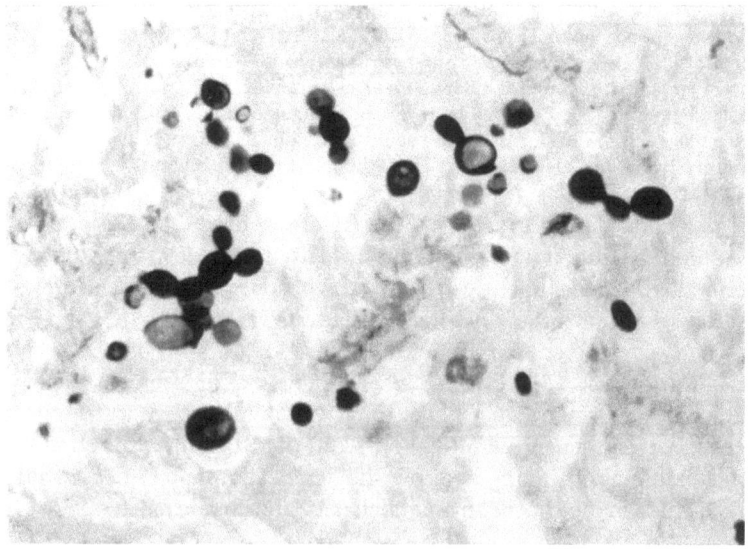

Abb. 5. Thrombus der Aortenklappe. Hefeformen von C. parapsilosis mit z. T. multipler Sprossung. Methenamin-Silber, 1100mal

vermutlich auch Streuung dieses Keimes möglich. Als einzige bisher beschriebene Candidamykose, die mit einer Zahnextraktion in Zusammenhang gebracht wurde, kennen wir eine Sepsis (ohne Endokarditis) durch C. *pseudotropicalis* (*25*).

Zur Chemotherapie der Candida-Endokarditis steht heute praktisch allein Amphotericin B zur Verfügung; doch wirkt dieses Medikament bedeutend schlechter als bei verschiedenen anderen Pilzkrankheiten und verhindert, trotz gelegentlicher Anfangserfolge, meist den letalen Ausgang nicht (*10, 22, 23; 4, 28, 30*). Es ist nur eine einzige Heilung bekannt (*17*). Als besonderen therapeutischen Triumph erwähnen wir die chirurgische Exstirpation eines durch C. albicans besiedelten Herzklappenteiles in einem mit Amphotericin B ungenügend beeinflußten Falle (*12*).

Bei unserem Patienten hatte die erste Amphotericin B-Kur offensichtlich einen günstigen Effekt (Fiebersenkung, Sanierung des Lungenbefundes); das Versagen der zweiten Kur erklären wir mit dem Resistentwerden des Erregers (Tab. 1). Dies ist unseres Wissens die erste klinische Beobachtung von erworbener Resistenz eines Pilzes gegen Amphotericin B; es muß jedoch berücksichtigt werden, daß über Behandlung von Infektionen mit C. *parapsilosis* nur sehr wenige Erfahrungen vorhanden sind. Gewisse experimentelle Befunde (*16*) könnten dahin interpretiert werden, daß diese Species bedeutend rascher resistent wird als C. *albicans* und vielleicht noch weitere häufige Mykoseerreger. Da sich aber die bisherigen Arbeiten über Erzeugung von Amphotericin B-Resistenz in vitro zum Teil erheblich widersprechen (*26, 27*) oder sich auf ein zu spärliches Material stützen (*16*), sind keine sicheren Schlüsse möglich.

Zusammenfassung

Eine Sepsis lenta durch Str. viridans wird mit intravenösen Penicillin-Infusionen beherrscht, doch beginnt nach Extraktion von Zähnen mit Granulomen erneut eine Sepsis, als deren Erreger nicht mehr ein Bacterium, sondern *Candida parapsilosis* sichergestellt wird. Eine erste Kur mit Amphotericin B hat einen günstigen Effekt, ist aber von einem Rezidiv gefolgt. Eine zweite Kur versagt, da C. parapsilosis gegen Amphotericin resistent geworden ist. Die Autopsie ergibt thrombo-ulceröse Endokarditis der Aortenklappe durch C. parapsilosis und septische Embolien in Niere, Herzmuskel, Gehirn, Pankreas, Lunge und Beinen. — Anhand der Literatur wird der Infektionsweg bei Candida-Endocarditiden kurz besprochen, ebenso die Frage der erworbenen Resistenz von Candida-Arten gegen Amphotericin B.

Literatur

1. CAPLAN, H.: Monilial (Candida) endocarditis following treatment with antibiotics. Lancet **1955 II**, 957—958.
2. CASSELS, D., and P. STEINER: Mycotic endocarditis. Amer. J. Dis. Child. **67**, 128—138 (1944).

3. CONN, N. K., G. P. CREAN, A. F. MACABE and N. McLEAN: Systemic Candidiasis and endocarditis due to C. tropicalis. Brit. med. J. **1959 I**, 944—947.
4. DROUHET, E.: Action de l'amphotéricine B dans les mycoses profondes. Etude mycologique, clinique et thérapeutique de 15 observations. Sem. Hôp. (Paris) **37**, 101—121 (1961).
5. FISCHER, E.: Die zahlenmäßige Häufigkeit der verschiedenen Hefen im mykologischen Untersuchungsmaterial. Schweiz. Z. Path. **18**, 1—7 (1955).
6. GEIGER, A. J., H. A. WENNER, H. D. AXILORD and S. H. DURLACHER: Mycotic endocarditis and meningitis. Report of a case due to Monilia albicans. Yale J. Biol. Med. **18**, 259—268 (1945—1946).
7. HARRELL, E. R., and G. R. THOMPSON: Systemic candidiasis (moniliasis) complicating treatment of bacterial endocarditis (with review of literature and report of apparent cure of one case with parenteral mycostatin). Ann. intern. Med. **48**, 207—215 (1958).
8. HEYMER, T., and R. DOEPFMER: Über die Pilzflora der Mundhöhle. Arch. klin. exp. Derm. **204**, 374—383 (1957).
9. HYUN, B. H., E. A. DAWSON and R. E. PENCE: Bacterial and mycotic endocarditis following cardiac surgery. J. thorac. Surg. **35**, 298—304 (1958).
10. —, and F. C. COLLIER: Mycotic endocarditis following intracardiac operations. Report of four cases. New Engl. J. Med. **263**, 1339—1341 (1960).
11. JOACHIM, H., and S. H. POLAYES: Subacute endocarditis and systemic mycosis (Monilia). J. Amer. med. Ass. **115**, 205—208 (1940).
12. KAY, J. H., S. BERNSTEIN, D. FEINSTEIN and M. BIDDLE: Surgical cure of Candida albicans endocarditis with open-heart surgery. New Engl. J. Med. **264**, 907—910 (1961).
13. KOELLE, W. A., and B. H. PASTOR: Candida albicans endocarditis after aortic valvulotomy. New Engl. J. Med. **255**, 997—999 (1956).
14. KÖHLMEIER, W.: Zur Kenntnis der Candidainfektionen. Klin. Med. **8**, 54—61 (1953).
15. KUNSTADTER, R. H., H. McLEAN and J. GREENGARD: Mycotic endocarditis due to Candida albicans. J. Amer. med. Ass. **149**, 829—832 (1952).
16. LITTMAN, M. L., M. A. PISANO and R. M. LANCASTER: Induced resistance of Candida species to nystatin and amphotericin B. Antibiot. Ann. **1957/58**, 981—987.
17. LOURIA, D. B., and P. DINEEN: Amphotericin B in treatment of disseminated moniliasis. J. Amer. med. Ass. **174**, 273—279 (1960).
18. LUTTGENS, W. F.: Endocarditis in "Maine Line" opium addicts. Arch. intern. Med. **83**, 653—664 (1949).
19. MERCHANT, R. K., D. B. LOURIA, P. H. GEISLER, J. H. EDGCOMB and J. P. UTZ: Fungal endocarditis: review of the literature and report of three cases. Ann. intern. Med. **48**, 242—266 (1958).
20. NIEL, K.: Zur Klinik der Candidainfektionen. Klin. Med. **8**, 49—54 (1953).
21. PASTERNACK, J. G.: Subacute monilia endocarditis, a new clinical and pathologic entity. Amer. J. clin. Path. **12**, 496—505 (1942).
22. PEARL, M. A., and H. SIDRANSKY: Candida endocarditis. Two new cases, with a review of twelve cases previously reported. Amer. Heart J. **60**, 345—353 (1960).
23. PERSELLIN, R. H., O. M. HARING and F. J. LEWIS: Fungal endocarditis following cardiac surgery. Ann. intern. Med. **54**, 127—134 (1961).
24. RIETH, H.: Untersuchungen zur Hefediagnostik in der Dermatologie. Arch. klin. exp. Derm. **207**, 413—430 (1958).
25. SKOBEL, P., D. JORKE u. G. SCHABINSKI: Akute generalisierte Mykose. Sepsis durch Candida pseudotropicalis. Münch. med. Wschr. **97**, 194—197 (1955).

26. SORENSEN, L. J., E. G. McNALL and T. H. STERNBERG: The development of strains of Candida albicans and Coccidioides immitis, which are resistànt to amphotericin B. Antibiot. Ann. **1958/59**, 920—923.
27. STOUT, H. A., and J. F. PAGANO: Resistance studies with nystatin. Antibiot. Ann. **1955/56**, 704—710.
28. UTZ, J. P., and A. TREGER: The current status of chemotherapy of systemic fungal diseases. Ann. intern. Med. **51**, 1220—1229 (1959).
29. —, V. T. ANDRIOLE and C. W. EMMONS: Chemotherapeutic activity of X-5079C in systemic mycoses of man. Amer. Rev. resp. Dis. **84**, 514—528 (1961).
30. —, W. C. ROBERTS, T. COOPER, H. M. KRAVETZ and V. T. ANDRIOLE: Candida endocarditis: an emerging peril in cardiovascular surgery. Ann. intern. Med. **54**, 1058 (1961).
31. WIKLER, A., E. G. WILLIAMS, E. D. DOUGLASS, C. W. EMMONS and R. C. DUNN: Mycotic endocarditis: report of case. J. Amer. med. Ass. **119**, 333—336 (1942).
32. WOLFE, E. I., and F. W. HENDERSON: Mycotic endocarditis, report of a case. J. Amer. med. Ass. **147**, 1344—1347 (1951).
33. WOLFF, O. H., B. W. PETTY, R. ASTLEY and J. M. SMELLIE: Thrush oesophagitis with pharyngeal incoordination treated with hydroxystilbamidine. Lancet **1955 I**, 991—995.
34. ZIMMERMAN, L. E.: Candida and aspergillus endocarditis. Arch. Path. **50**, 591—605 (1950).

Zusatz bei der Korrektur:

Kurz nach Ablieferung unseres Manuskripts lernten wir eine im Februar 1962 erschienene Arbeit (a) kennen, in der die in früheren Publikationen (*28, 29, 30*) summarisch erwähnten sechs Beobachtungen des amerikanischen National Institute of Health detailliert und in jeder Hinsicht vollständig beschrieben werden und in der außerdem eine ausgezeichnete Übersicht über die in der Literatur mitgeteilten Fälle gegeben wird. Die Beobachtungen der betreffenden Kasuistik wurden auch von uns verzeichnet (Tab. 2); drei der im Anhang hinzugefügten, neueren Fälle (b, c, d), darunter zwei sowohl mykologisch als auch patho-histologisch gesicherte (c, d), sind uns aber entgangen. — Erreger der insgesamt acht zusätzlichen, völlig gesicherten Beobachtungen waren die folgenden Species: viermal *C. parapsilosis* und je zweimal *C. guilliermondii* und *C. albicans*.

a) ANDRIOLE, V. T., H. M. KRAVETZ, W. C. ROBERTS and J. P. UTZ: Candida endocarditis; clinical and pathologic studies. Amer. J. Med. **32**, 251—285 (1962).
b) BOLDESCO, J., E. DUCA, C. NEGOITZA et C. MARCO: Endocardite mycosique à "Candida guilliermondii". Sem. Hôp. Paris **36**, 3181—3184 (1960).
c) HEINEMAN, H. S., E. J. YUNIS, J. SIEMIENSKI and A. I. BRAUDE: Chlamydospores and dimorphism in Candida albicans endocarditis. Arch. intern. Med. **108**, 570—577 (1961).
d) WILSON, R. M.: Candidal endocarditis. J. Amer. med. Ass. **177**, 332—334 (1961).

Dr. H. J. SCHOLER,
Abteilung für experimentelle Medizin
der F. Hoffmann-La Roche & Co. A.G., Basel/Schweiz

Priv.-Doz. Dr. F. GLOOR,
Pathologisch-anatomische Anstalt
der Universität Basel/Schweiz

Dr. L. DETTLI,
Medizinische Universitätsklinik Basel/Schweiz

Aus der Dermatologischen Universitätsklinik und Poliklinik Marburg
(Direktor: Prof. Dr. O. BRAUN-FALCO)

Erfahrungen mit Amphotericin B bei einem Fall von Lungencandidiasis

Von

E. OTT, Marburg/Lahn

Mit 1 Abbildung

Im folgenden soll über einen Fall von Lungencandidiasis berichtet werden, den wir kürzlich in Zusammenarbeit mit der Medizinischen Klinik Marburg, insbesondere mit Herrn Professor BOCK und Herrn Dr. BAUM, mit Amphotericin B behandelten.

Es handelt sich um einen 18jährigen Patienten, welcher der Medizinischen Klinik seit Jahren wegen einer Mitralstenose bekannt war. Jetzt kam er in stationäre Behandlung, weil seit einer Woche hohes Fieber bestand, das trotz Verabreichung von Supracillin nicht beeinflußt werden konnte.

Die Einweisungsdiagnose lautete: Pneumonie. Bei der Aufnahme betrug die Temperatur 40,1°C, die BSG 30/40, die Leukocytose 23600. An den Lungen fanden sich röntgenologisch konfluierende Verschattungen in beiden Unterfeldern.

In der Folgezeit wurde über 5 Tage mit Reverin behandelt, über 7 Tage mit Erythromycin, über 6 Tage mit Chloramphenicol. Unter dieser Behandlung kam es zu keinerlei Temperaturabfall. Zur Entlastung des durch das Mitralvitium vorgeschädigten Kreislaufes mußte Pyramidon bzw. Decortisal in höherer Dosierung verabreicht werden. Eine Kontrollaufnahme der Lungen zeigte, daß die kleinfleckig konfluierenden Herde in beiden Unterfeldern in derselben Stärke vorhanden waren.

Infolge der Unbeeinflußbarkeit des Krankheitsbildes durch verschiedene Antibiotica wurde der Verdacht auf das Vorliegen einer Lungenmykose ausgesprochen.

Die kulturellen Untersuchungen von Rachenabstrich, Stuhl und Urin, zeigten massives Wachstum von Candida albicans in Reinkultur. Die Komplementbindungsreaktion mit Candidin war mit einem Titer von 1:20 positiv, die Komplementbindungsreaktion mit Trichophytin negativ.

Auf Grund dieser Ergebnisse und der bisherigen Therapieresistenz entschlossen wir uns, einen Behandlungsversuch mit Amphotericin B einzuleiten.

Die intravenösen Infusionen wurden in völlig abgedunkelten Behältern und Schläuchen jeweils über mindestens 5 Std Dauer durchgeführt. Vor jeder Infusion

Erfahrungen mit Amphotericin B bei einem Fall von Lungencandidiasis 87

wurden 2 cm³ Synpen intravenös verabreicht. Amphotericin B wurde über 2 Wochen täglich, über weitere 3 Wochen jeden 2. Tag in steigenden Dosen von 10—50 mg gegeben. Insgesamt wurde 1 g über 5 Wochen verabreicht.

Unter der Behandlung kam es zu Temperaturabfall bis zu völliger Entfieberung, zum deutlichen Absinken von Senkungsbeschleunigung und Leukocytose. Die pulmonalen Veränderungen bildeten sich völlig

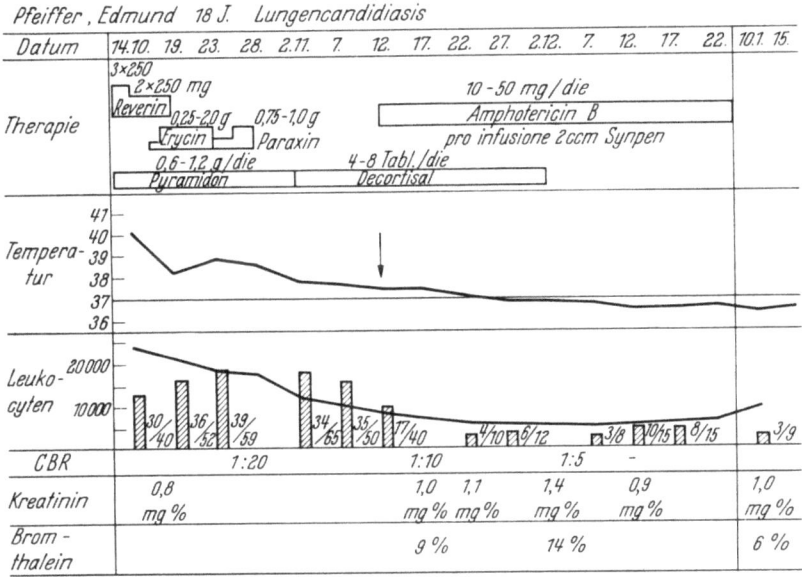

Abb. 1. Krankheitsverlauf bei der eigenen Beobachtung von Lungencandidiasis

zurück. Wegen etwa auftretender Nebenerscheinungen wurden Kreatinin- und Bromthaleintest laufend kontrolliert. Dabei kam es während der Behandlung zu einem Kreatininanstieg auf 1,4 mg-%, auch der Bromthaleintest wurde mit 14% Retention deutlich pathologisch. Beide Werte bildeten sich jedoch zur Norm zurück, wie die Kontrollergebnisse vom Januar 1962 zeigen.

Kulturell waren nach der Behandlung weder im Rachenabstrich noch in Stuhl und Urin Hefekolonien nachweisbar, die Komplementbindungsreaktionen wurden ebenfalls negativ. Subjektiv wurden die Amphotericin B-Infusionen reaktionslos vertragen. Lediglich bei zwei Infusionen kam es zu Schüttelfrösten, die mit 25 mg Solu-Decortin-H rasch beherrscht werden konnten.

Frau Dr. E. Ott, Derm. Univ.- und Poliklinik,
355 Marburg/Lahn

Aus der Universitäts-Hautklinik Tübingen
(Direktor: Prof. Dr. W. SCHNEIDER)

Zur Therapie interner Candida-Mykosen mit Amphotericin B

Von

W. ADAM, Tübingen

Die interne Candidiasis zählt zwar nicht zu den wichtigsten Indikationen des bisher in Deutschland noch verhältnismäßig wenig verwendeten Amphotericins (At); jedoch wird vorläufig trotz der relativen Toxicität dieses Antibioticums bei schweren Candida-Erkrankungen darauf zurückgegriffen werden. Wir verfügen bisher über Erfahrungen in zwei Krankheitsfällen, über die im folgenden kurz berichtet werden soll.

Der erste Fall betrifft ein in der Tübinger Universitäts-Kinderklinik (Dir.: Prof. Dr. K. BETKE) durch HEYN beobachtetes Neugeborenes[1], das dort wegen einer Erythroblastose aufgenommen worden war. Es wurde eine Decortin-Behandlung durchgeführt, unter der das Serumbilirubin rasch abfiel.

In der zweiten Behandlungswoche traten Temperaturanstiege bis 40° C auf, deren Ursache in kleinen Abscessen an früheren Dauertropf-Infusionsstellen gesehen wurde. Abheilung der Abscesse, aus deren Eiter weitgehend Antibiotica-resistente Colibakterien gezüchtet wurden, erfolgte nach mehrfacher chirurgischer Eröffnung. Jedoch bestanden weiter subfebrile Temperaturen, eine stark beschleunigte BSG und eine Zellvermehrung im Liquor, die im Laufe von Wochen bis auf 4000/3 Zellen anstieg. Bakteriologische Liquorkontrollen blieben steril. Eine intensive antibiotische Behandlung war ohne Einfluß auf den Liquorbefund, dem übrigens keine klinischen Meningitis-Zeichen entsprachen. Durch die Haltungsanomalie des rechten Beines wurde eine bis dahin klinisch stumm verlaufene Osteomyelitis im rechten Femurkopf aufgedeckt, sodann ein ebensolcher Herd im linken Humeruskopf. Die Osteomyelitis besserte sich unter Ruhigstellung und antibiotischer Behandlung, der meningitische Befund wurde dadurch jedoch nicht beeinflußt.

Eine an unserer Klinik vorgenommene Verimpfung des Liquors auf Bierwürze und Sabouraud-Röhrchen ergab das Wachstum von Candida albicans, eine Kontrolle dieses Befundes erbrachte wenige Tage später das gleiche Resultat. Es wurde nun eine At-Behandlung mit 0,25 mg/kg eingeleitet, das Antibioticum wurde in Glucoselösung als Dauertropf-Infusion gegeben. Die Dosis wurde täglich um 0,1 mg/kg bis maximal 0,8 mg/kg gesteigert. Am 12. Tag, etwa 1 Std nach Anlegen der Infusion traten Fieber bis 40° C und Krampfanfälle auf, die sich tags darauf, obwohl das At abgesetzt worden war, wiederholten. Die Zellzahlen waren während der Behandlungszeit auf 64/3 Zellen abgefallen, der Serum-

---

[1] Für die freundliche Überlassung des Krankenblattes habe ich auch an dieser Stelle zu danken.

Harnstoff bis auf 39,9 mg-% angestiegen. Es wurde nun eine Therapiepause von 10 Tagen eingelegt, weil das Kind durchfällig wurde und Gewicht verlor. Während dieser Zeit stieg die Zellzahl im Liquor wieder auf 230/3 Zellen, der Serum-Harnstoff fiel bis 21 mg-% ab. Die neuerliche At-Behandlung wurde mit 0,6 mg/kg begonnen und im Laufe von 5 Wochen bis 1,0 mg/kg gesteigert. Jeden 7. Tag wurde eine Therapiepause eingelegt. Während dieser Zeit fiel die Zellzahl auf 0/3 Zellen ab, gleichzeitig stiegen aber auch die Harnstoffwerte nicht weiter an. Eine toxische Reaktion wurde nicht mehr beobachtet.

Schließlich wurde nach einer neuerlichen Behandlungspause von einer Woche nochmals 10 Tage lang At gegeben, dabei sogleich mit 0,7 mg/kg begonnen und auf 0,9 mg/kg gesteigert. Der Liquor blieb normal, Candida albicans war daraus nicht mehr zu kultivieren. Die Nachbeobachtung des Kindes dauerte 6 Monate; die Liquorwerte sind normal geblieben, das Kind ist bisher klinisch gesund und hat sich geistig und körperlich normal entwickelt.

Die zweite Beobachtung betrifft einen Kranken unserer Klinik, der in längerem Anschluß an mehrere Infektionskrankheiten (Cystitis, Pyelonephritis, Pneumonie und Pleuritis) an einem Ekthyma gangraenosum adultorum erkrankt und außerhalb schon umfangreich mit Antibiotica behandelt worden war. Es lag bei dem Kranken schon dem klinischen Verlauf nach ganz offenbar eine Resistenzschwäche vor; tatsächlich ließ sich durch die Immunelektrophorese auch ein Mangel an β-2-α und β-2-Makroglobulin nachweisen. Die Behandlung erfolgte bei uns zunächst mit intern und teilweise auch extern angewandten Antibiotica, je nach der fortlaufend bestimmten Empfindlichkeit der darin rasch wechselnden bakteriellen Erregerflora. Unter dieser Behandlung und ACTH-Gaben heilten die Hauterscheinungen schließlich ab. In der Folge entstand jedoch eine Candida-Enteritis, die durch interne Nystatin-Gaben und Coli-Substitution nicht zu beherrschen war, es bildeten sich Candida-Abscesse am Stamm; schließlich trat eine Candida-Sepsis mit hohem Fieber und Benommenheit auf. Candida albicans ließ sich aus Stuhl, Sputum, Urin, Abszeßeiter züchten. Es wurde daraufhin eine Behandlung mit At eingeleitet, das Antibioticum wurde jeden 2. Tag als Tropfinfusion in 500 ml 5%iger Glucoselösung bei völliger Lichtausschaltung verabreicht. Die Anfangsdosis von 12,5 mg/die wurde bei dem 49 kg schweren Kranken schrittweise bis auf 70 mg/Infusion gesteigert. Anfangs auftretende Unverträglichkeitsreaktionen (Schüttelfrost ohne nennenswerten Temperaturanstieg, Brechreiz, Übelkeit) verloren sich im Laufe der Behandlung. Die Serum-Harnstoffwerte stiegen bis 60 mg-% an. Eine schon vorher bestehende Anämie machte laufende Bluttransfusionen erforderlich; sie ließ sich dadurch beherrschen, jedoch erzwang schließlich eine zunehmende und bedrohliche Thrombopenie nach Verabreichung von insgesamt 1,1 g At das Absetzen des Antibioticums. Unter der At-Therapie wurden die Candida-Kulturen zusehends schwächer bewachsen; der Sproßpilz ließ sich zuletzt regelmäßig, wenn auch vergleichsweise spärlich, im Stuhl, gelegentlich auch noch in Sputum und Absceßeiter nachweisen. Jedoch entstanden nunmehr multiple Abscesse am Stamm mit weitgehend antibiotica-resistenter Bakterienflora, es kam zu Lungenabscessen und einer nekrotisierenden Colitis, denen der Kranke schließlich erlag. Autoptisch ließ sich nur in einem der zahlreichen Lungenabscesse Candida nachweisen. Frische, möglicherweise erst nach Absetzen der At-Behandlung entstandene Soorbeläge fanden sich in Oesophagus und Pharynx.

Priv.-Doz. Dr. WILHELM ADAM,
Univ.-Hautklinik,
74 Tübingen

Aussprache

Herr SCHUERMANN (Bonn):

Ich finde es bemerkenswert, daß bei den generalisierten Candida-Mykosen manchmal trotz ausreichender und intensiver Therapie kein eigentlicher Behandlungserfolg zu sehen ist, während in anderen Fällen ohne wesentliche Behandlungsmaßnahmen eine Wende von innen heraus zu beobachten ist. Aus den Bemerkungen von Herrn SCHOLER ging hervor, daß die Pilzeleimente bei der beobachteten Endocarditis von außen in den Organismus hereingebracht wurden. Besteht nicht aber auch die Möglichkeit, daß die Candida parapsilosis durch die Mundhöhle in den Körper gelangt ist und damit — ähnlich wie bei der Aktinomykose — zu einer ,,endogenen Infektion" geführt hat? Auch die eigenen Organismusfaktoren sollte man nicht außer acht lassen.

Herr KALKOFF (Freiburg):

Bei den von Herrn ROHDE und von Herrn SCHOLER erwähnten generalisierten Candidamykosen handelt es sich um heterogene Prozesse. Einmal (SCHOLER) um septische Candidamykosen, bei denen die Pilze auf dem Blutweg in die verschiedenen Organe verstreut werden und in den verschiedenen Organen Gewebsreaktionen (z. B. im Herzmuskel) auslösen. Zum anderen um Candidamykosen (Fälle der Hamburger Klinik), bei denen in der Hornschicht liegende Candidapilze als Fernwirkung Leukocytenaustritte, wie uns das von der experimentellen Candidamykose gut bekannt ist, oder auch Granulombildungen im Corium auslösen.

In den Granulomen selbst werden Candidapilze nicht gefunden und das hat möglicherweise eine Analogie zu den Verhältnissen in der Lunge. Gibt es vielleicht Veränderungen im Lungenparenchym als Fernwirkung durch auf der Bronchialschleimhaut befindliche Candidapilze? Dieser Mechanismus könnte manchen negativen (d. h. ,,pilznegativen") pathologisch-anatomischen Befund in der Lunge bei klinisch wahrscheinlicher Candidamykose erklären. Deshalb dürften unsere an der Haut erhobenen Befunde auch für Internisten und Pathologen von Interesse sein.

Herr KRAUSPE (Hamburg):

Wir haben uns bereits vor 40 Jahren mit dem Magenulcus und dem Soorpilz als Erreger des Magenulcus auseinandergesetzt. ASKANAZY hat damals geglaubt, daß die im Gewebe nachgewiesenen Pilzelemente die Erreger der Magenulcera sind. Es handelte sich aber nur um eine sekundäre Besiedlung. Der Einwand, daß man keine

Gewebsreaktionen sieht, besteht zu Recht und ist zweifellos Ausdruck der allgemeinen Reaktionslage des Organismus. Im Tierexperiment sieht man nach intravenöser Gabe der Pilze meistens eine Reaktion.

Der Erregernachweis ist ein weiteres Problem: Wenn der Pathologe nur dann eine Tuberkulose diagnostizieren darf, falls der Erreger nachgewiesen ist, würde diese Diagnose sehr viel seltener gestellt werden. Das Granulationsgewebe wird weniger durch den Erreger selbst, als durch seine Stoffwechselprodukte hervorgerufen.

Herr SCHUERMANN (Bonn):

Wir wissen, daß in Granulomen die Erreger sehr schwer nachzuweisen sind.

Herr WINDISCH (Berlin):

Candida parapsilosis ist im wesentlichen durch Untersuchungen von klinischem Material bekannt geworden. In eigenen Untersuchungen der letzten 15 Jahre konnte nachgewiesen werden, daß dieser Hefepilz eine außerordentlich weite Verbreitung (Lebensmittel, Getränke, Bier, Fleisch, Wurst, Gemüse, Konserven) besitzt.

Herr GÖTZ (Essen):

Candida-albicans-Toxine können an der Haut durchaus echte entzündliche Gewebsreaktionen auslösen, wie wir in eigenen Versuchen feststellen konnten. Die Toxine der anderen Candida-Pilze wirken hingegen sehr viel schwächer oder sind völlig wirkungslos.

Herr JANKE (Fulda):

Die Ergebnisse der Amphothericin B-Behandlung von Lungencandidosen an der Med. Universitätsklinik Kiel und an den Tuberkulosekliniken Heidelberg-Rohrbach und Tönsheide, die ich serologisch kontrollieren konnte, waren gut und führten zur Heilung der Lungencandidose. Auffällig war die rasche Normalisierung der pos. Serobefunde unter Amphothericin B, im Gegensatz zum Moronal. In Marburg behandelte ich vor Jahren, als diese Therapie noch neu und die Nebenwirkungen noch nicht bekannt waren, Candidaparonychien ambulant mit bestem Erfolg. Bei 3 Patientinnen heilten schwere Candidaparonychien unter täglicher i.v.-Gabe von 50 mg in 7—10 Tagen ab. Vorübergehende Übelkeit war behoben, wenn die Patienten sich $^1/_2$ Std nach der Injektion hinlegten.

Herr KALKOFF (Hamburg):

Es ist so außerordentlich beeindruckend, daß der nur an der Oberfläche befindliche Pilz eine so intensive Leukocytenausschwemmung verursachen kann.

Herr KIMMIG (Hamburg):

Es gibt ein Modell, das gleichartige Effekte auslösen kann: die Fettsäuren, wenn sie asymmetrisch verzweigt sind, wie es z. B. bei den Tuberkelbakterien der Fall ist. Candida albicans vermag solche Fettsäuregemische herzustellen. Es ist also nicht ausgeschlossen, daß die Leukocytenausschwemmung auf derartige Fettsäurenwirkungen zurückgeht.

Herr SKOBEL (Marienheide Bez. Köln):

Für die Amphotericin B-Therapie sei folgender Hinweis aufgeführt: Man kann Amphotericin sehr gut als Spray bei Lungenbefall anwenden. Diese Therapie ist allerdings etwas kostspielig, aber sehr wirkungsvoll.

Herr GRIMMER (Berlin):

Die histologisch faßbaren Veränderungen bei der tiefen Trichophytie gehen m. E. weniger auf eine direkte Einwirkung der Pilzelemente, als vielmehr auf eine Toxinwirkung zurück und eine Schädigung des Follikelapparates. Ich darf in diesem Zusammenhang an Arbeiten aus der Klinik *Hadida* (Algier) erinnern, in denen systematisierte Trichophytien beschrieben worden sind, die einen tödlichen Verlauf nahmen und bei denen auch der Knochen befallen gewesen ist. Nach Einführung des Griseofulvins hat sich die Prognose derartiger Krankheitsbilder sehr gebessert.

Herr JANKE (Fulda):

In einer Arbeit von WEGMANN las ich einmal die Berechnung, daß eine normale Candida-Rundzelle für den Durchmesser eines Alveolensphincters zu groß sei, weshalb anzunehmen ist, daß Candida albicans winzige Formen bildet, zu vergleichen mit den Muchschen Granula bei Tb-Bakterien. Diese kleinen Formen findet man öfter histologisch bei Lungencandidosen und werden meist nicht als Candida gedeutet. Im Tierexperiment konnte WEGMANN mit Candida-Fragmenten nach Zermahlen der Pilze in der Bakterienmühle nach Inhalation bei Meerschweinchen typisches Granulationsgewebe in der Lunge provozieren, das für eine Mykose, nur nicht für Fremdkörperreaktion, sprach.

F. Lungenmykosen

Aus der I. Medizinischen Universitätsklinik Hamburg-Eppendorf
(Direktor: Prof. Dr. H. BARTELHEIMER)

Über die Bedeutung pathogener Hefen im Bronchialsystem

Von

H. FRENZEL, Hamburg

Zahlreiche Einzelbeobachtungen von generalisierten und lokalisierten Candidamykosen mit zum Teil letalem Ausgang haben das Interesse der Internisten und besonders der Pulmologen in den letzten Jahren zunehmend auf das Gebiet dieser Mykosen gelenkt. Die Zahl der gesicherten Organmykosen ist jedoch relativ gering. Ein positiver Hefepilzbefund allein gibt noch keine Auskunft darüber, ob es sich nur um ein saprophytäres Wachstum handelt, oder ob diesem Befund eine pathogenetische Bedeutung zukommt.

So bereitet die Deutung positiver Hefepilzbefunde im Sputum von Lungenkranken dem Kliniker häufig große Schwierigkeiten. Untersuchungen von Sputen ergaben bei größeren Untersuchungsreihen einen hohen Befall mit Hefepilzen. Bei gesunden Versuchspersonen fanden sich in etwa 10—20% Hefepilze (WEGMANN, BAUM). Bei Patienten mit Lungenerkrankungen (Tuberkulose, Pneumonien und besonders Bronchialcarcinomen) konnten bis zu ca. 90% Hefepilze im Sputum nachgewiesen werden (BERNHARDT), wobei die Behandlung mit Antibiotica das Auftreten von Hefepilzen zu begünstigen scheint. Die Entscheidung, ob diesen Befunden eine pathogenetische Bedeutung für eine Lungenerkrankung zukommt, muß in der Regel an Hand der klinischen Befunde erfolgen.

Zur Prüfung der Frage, inwieweit ein positiver Sputumbefund Rückschlüsse auf die Hefebesiedlung des Bronchialsystems zuläßt, haben wir in Zusammenarbeit mit MEINHOF (Universitäts-Hautklinik Hamburg-Eppendorf) mykologische Untersuchungen an Sputen und an Bronchialsekretproben, die bei Bronchoskopien unter weitgehend sterilen Bedingungen entnommen wurden, durchgeführt. Dabei handelte es sich in der Mehrzahl um Patienten, die aus diagnostischen Gründen aufgenommen wurden, d. h. um Patienten mit Bronchialcarcinomen, unklaren Infiltrationen, chronischen Pneumonien, Bronchiektasen und ähnlichen Erkrankungen. Nach allem bisher Bekannten müßte ein derartiges Krankengut für die Untersuchung der erwähnten Fragestellung besonders geeignet sein. In der Regel wurde nur bei Patienten mit deutlicher schleimiger oder eitriger Sekretion im Bronchialbaum untersucht.

Bei den Sputumuntersuchungen (Tab. 1) bekamen wir bei 66% aller Patienten positive Befunde. Das entspricht den auch von anderen Untersuchern angegebenen Zahlen. In etwa 60% handelte es sich dabei um Candida albicans, in etwa 23% um Candida tropicalis. Letzterer Befund ist insofern besonders interessant, weil diese Candida-Art in Untersuchungsproben von anderen Körperpartien, wie z. B. der Vagina und männlichen Genitalregion (KIMMIG u. RIETH), weniger häufig in Erscheinung tritt.

Tabelle 1. *Sputumuntersuchungen*

Zahl der untersuchten Patienten 103
Zahl der Pat. mit *positivem* Befund . . . . 68 = 66%
Zahl der Pat. mit *negativem* Befund . . . 35 = 34%

Bei den *positiven* Untersuchungen wurden gefunden:

Candida albicans . . . . bei 49 Pat.	= 59,9%
Candida tropicalis . . . . . . bei 19 Pat.	= 23,2%
Candida pseudotropicalis . . . bei 3 Pat.	= 3,7%
Candida parapsilosis . . . . . bei 3 Pat.	= 3,7%
Candida guilliermondii . . . . bei 1 Pat.	= 1,2%
Candida species . . . . bei 1 Pat.	= 1,2%
Torulopsis glabrata . . . . . . bei 4 Pat.	= 4,7%
Torulopsis dattila . . . . . . bei 2 Pat.	= 2,4%

Die Untersuchung der Bronchialsekretproben (Tab. 2) ergab wesentlich andere Ergebnisse. Nur in 7,4% von 148 Patienten ließen sich Hefen im Bronchialsystem nachweisen. Auch hier wurde in der Mehrzahl der Fälle Candida albicans gefunden.

Vergleichende Untersuchungen konnten bei 74 Patienten durchgeführt werden (Tab. 3). Bei etwa 60% war bei gleichzeitig positivem Sputumbefund der Bronchialsekretbefund negativ, selbst bei wiederholten und massiven Sputumbefunden.

Bei den in beiden Untersuchungen positiven Fällen wurden in der Regel auch in beiden Proben die gleichen Hefepilze gefunden. Nur bei einem Patienten, bei dem die Hefeinfektion zu einem schweren Krankheitsbild geführt hatte, wurden aus dem Sputum viermal Candida tropicalis und einmal Torulopsis dattila, hingegen aus dem Bronchialsekret einmal Candida solani und einmal Torulopsis globosa gezüchtet.

Tabelle 2. *Bronchialsekretuntersuchungen*

Zahl der untersuchten Patienten	148
Zahl der Pat. mit *positivem* Befund	11 = 7,4%
Zahl der Pat. mit *negativem* Befund	137 = 92,6%

Bei den *positiven* Untersuchungen wurden gefunden:

Candida albicans	bei 7 Patienten
Candida parapsilosis	bei 1 Patient
Torulopsis glabrata	bei 1 Patient
Pichia fermentans	bei 1 Patient
Candida solani + Torulopsis globosa	bei 1 Patient
Zahl der isolierten Stämme	12
Doppelinfektionen	1

Tabelle 3. *Vergleichende Untersuchungen zwischen Sputum und Bronchialsekret*

1. Sputum und Bronchialsekret negativ	22 Pat. = 29,7%
2. Sputum positiv, Bronchialsekret negativ	44 Pat. = 59,5%
3. Sputum negativ, Bronchialsekret positiv	0 Pat.
4. Sputum und Bronchialsekret positiv	8 Pat. = 10,8%
insgesamt	74 Patienten

Sputum positiv — Bronchialsekret positiv

Sputumbefund	Bronchialsekretbefund	Zahl der Pat.
Candida albicans	Candida albicans	6
Cand. alb. + Cand. trop.	Candida albicans	1
Cand. trop. + Tor. dattila	Cand. solani + Tor. globosa	1

Die Sputumbefunde, auf die an dieser Stelle nicht näher eingegangen werden soll, zeigten im wesentlichen nur eine Beziehung zum Allgemeinzustand. Interessante Aspekte ergaben sich hingegen bei den Bronchialsekretbefunden. An Hand der Tab. 4 sollen diese Befunde näher erörtert werden.

Bei den Beobachtungen Nr. 1—5 handelte es sich um Patienten mit Bronchialcarcinomen, die sich alle in einem fortgeschrittenen Stadium mit erheblicher Reduktion des Allgemeinzustandes befanden. Einer dieser Patienten erkrankte kurze Zeit nach Erhebung der mykologischen Befunde mit ausgedehnten Soorbelägen im Mund und Rachen.

Bei den Patienten Nr. 6 und 7 beherrschte die Hefeinfektion das Krankheitsbild. Es bestand bei ihnen das klinische Bild einer behandlungsbedürftigen Mykose mit schweren Krankheitserscheinungen. Bei beiden muß man auf Grund der retrograden Verlaufsbeobachtung annehmen, daß es sich um sekundäre Hefemykosen handelte, einmal auf dem Boden einer nicht genügend behandelten chronifizierten Pneumonie, wahrscheinlich mit sekundären Bronchiektasen, bei dem anderen Patienten auf dem Boden einer superinfizierten Cystenlunge.

Bei den Beobachtungen Nr. 8—11 lagen pneumonische Infiltrationen geringerer Ausdehnung mit schleichendem, lang hingezogenem Verlauf vor. Diese Fälle zeigten fast alle spontane Rückbildungstendenzen, abgesehen von dem Patienten Nr. 10, über den die Beobachtung noch nicht abgeschlossen ist. Das Allgemeinbefinden dieser Patienten war nur wenig gestört. Eine eindeutige Diagnose ließ sich bei diesen Patienten nicht stellen. Die mykologischen Befunde waren die einzigen positiven Befunde. Lediglich bei dem Fall Nr. 9 konnte außerdem eine Anreicherung von Staphylococcus aureus in der Bakterienflora festgestellt werden.

Tabelle 4. *Positive Bronchialsekretbefunde*

Lfd. Nr.	Befund	Diagnose	Alter Jahre	Allgemeinzustand	antibiot. Vorbehandlung
1	Candida albicans	Bronchialcarcinom	69	schlecht, exitus 9 Tage n. Aufn.	++
2	Candida albicans	Bronchialcarcinom	71	schlecht, später Mundsoor	⌀
3	Candida albicans	Bronchialcarcinom, metastasiert	69	schlecht	⌀
4	Candida albicans	diffuse Lungenmetastasierung	56	schlecht	⌀
5	Pichia fermentans	Bronchialcarcinom, Emphysembronch.	65	schlecht	⌀
6	Candida albicans	chronische Pneumonie, Bronchiekt.	58	hoch fiebernd	++
7	Candida solani + Torul. globosa	Pneumonie bei Cystenlunge	52	deutl. reduz.	++
8	Candida albicans	pneumon. Infiltrat re. Mittellappen	56	gut	⌀
9	Candida parapsilosis	pneumon. Infiltrate bde. Unterlappen	68	gut	⌀
10	Candida albicans	pneumon. Infiltrat 6. Segment links	59	gut	⌀
11	Torul. glabrata	chron. Bronchitis geringe Infiltration 3. Segment rechts	62	gut	⌀

Während bei den Beobachtungen Nr. 1—7 die Frage nach der pathogenen Bedeutung der mykologischen Befunde klar entschieden werden konnte, ist die Deutung bei den Patienten Nr. 8—11 nicht ganz einfach. Es erhebt sich die Frage, ob es sich um unbedeutende Sekundärbesiedlungen mit Hefen bei anderen Pneumonieformen handelte oder um wirkliche Organmykosen mit relativ gutartigem Verlauf. Diese Frage läßt sich unseres Erachtens nicht mit Sicherheit beantworten. Auffällig war, daß bei allen diesen Beobachtungen klinisch und röntgenologisch ähnliche Krankheitsbilder vorlagen. Die Wahrscheinlichkeit, daß den Hefepilzen eine pathogene Bedeutung zukam, möchten wir daher für recht groß halten. Weitere Untersuchungen müssen klären, ob sich diese Vermutung erhärten läßt. Möglicherweise sind derartige gutartig verlaufende pneumonische Infiltrationen häufiger, als bisher angenommen, durch Hefepilze bedingt, die vorübergehend aus dem saprophytären Stadium heraustreten und bei Zusammentreffen mit anderen begünstigenden Faktoren pathogene Bedeutung erlangen.

Eines kann man aber wohl unseren Untersuchungen entnehmen, nämlich daß Hefen im Bronchialsystem viel seltener vorkommen als im Sputum. Positive Sputumbefunde — auch massive — dürfen daher nur mit größter Zurückhaltung für die Diagnose einer Lungenmykose verwertet werden. Aus unseren Untersuchungen möchten wir weiter schließen, daß das Bronchialsystem normalerweise frei von Hefen ist.

Literatur

BAUM, G. L.: New Engl. J. Med. **263**, 70 (1960).
BERNHARDT, H.: Z. Tuberk. **116**, 199 (1961).
KIMMIG, J., u. H. RIETH: Arch. Gynäk. **195**, 31 (1960).
WEGMANN, T. in POLEMANN, G.: Klinik der Pilzkrankheiten. Stuttgart: Thieme 1961.

Dr. HENNING FRENZEL
I. Med. Univ.-Klinik
2 Hamburg-Eppendorf

Aus der Rheinischen Landesklinik Marienheide

Zum Bilde der chronischen Lungen-Mykose durch Candida-Arten

Von

P. SKOBEL, Marienheide, Bez. Köln

Mit 3 Abbildungen

Bei der Besiedlung des menschlichen Organismus mit Pilzen der Candida-Gruppe werden bestimmte Organe bevorzugt. Haut und Schleimhäute des Mund-Rachenraumes stellen das Terrain dar, von dem aus die Ausbreitung unter bestimmten Voraussetzungen bei geeigneter Gelegenheit erfolgt. Hierbei nimmt die Lunge eine zentrale Stellung ein, und sie ist der Prädilektionsort, der zunächst angegangen wird, während die übrigen inneren Organe, soweit sie nicht direkten oder indirekten Kontakt mit der Außenwelt haben, auf dem Blutwege erreicht werden.

Nach Überwindung der durch das Flimmerepithel gegebenen mechanischen Schranke gelangen die Keime von kleineren oder größeren Pilzinseln der Tracheo-Bronchialwege per continuitatem wuchernd oder vom Luftstrom fortgetragen in die tieferen Regionen, siedeln sich hier an und greifen schließlich auf das umliegende Lungenparenchym über. Das Vorhandensein von Candida-Elementen im Bronchialsystem ist jedoch nach unseren Erfahrungen noch kein Argument für ihre Pathogenität oder für das Vorliegen einer broncho-pulmonalen Mykose. Erst entsprechende Gewebsveränderungen oder Gewebsreaktionen der Bronchialwandung sind ein sicherer Beweis hierfür.

Bei der bei uns z. Z. laufenden Untersuchungsserie, wo routinemäßig bei jeder bronchologischen Untersuchung gezielt von den einzelnen Bronchialabschnitten Sekret unter weitgehend sterilen Kautelen abgesaugt und zur kulturellen Differenzierung an Prof. SEELIGER, Bonn, gesandt wird, konnten wiederholt Candida-Arten gezüchtet werden, ohne daß klinisch, bronchologisch oder serologisch ein Anhalt für eine Mykose vorlag.

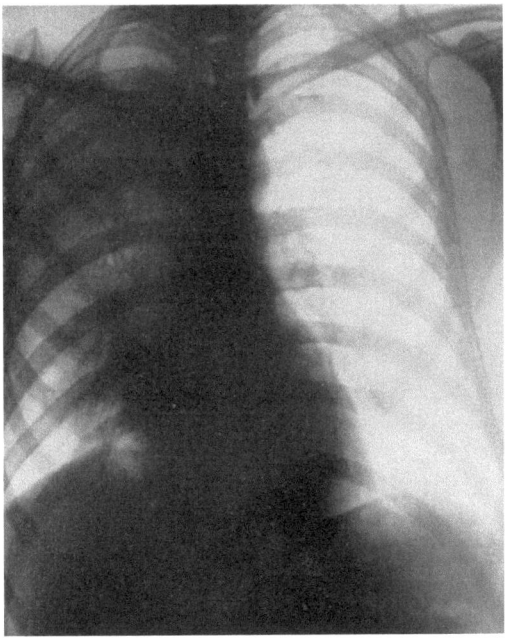

Abb. 1. Pneumonische Form. Befall des Ober- und Mittellappens. Im Sputum Reinkultur von C. albicans. Aggl. Titer 1 : 1200! KBR + +. Ausgedehnte 10 Tage lang anhaltende Hautreaktion mit Candida-Test-Antigen

Anders zu beurteilen sind jedoch Pilzbefunde in der Lunge selbst. Hier ist ihr Nachweis gleichbedeutend mit der erfolgten Infektion und Pilzerkrankung der Lunge, sofern es nicht erst präfinal zu einer massiven Aussaat gekommen ist. Von besonderem Interesse sind Infektionsweg, Ausmaß und Zeitpunkt der Pilzinvasion. Es ist bekannt, daß unter Umgehung der Bronchialwege von Zahnextraktionswunden und Tonsillarkrypten aus der Einbruch in die Blutbahn und eine Pilzabsiedlung der Lunge erfolgen kann. Die zeitliche Begrenzung dieser Pilzausbreitung läßt sich schwerlich definieren, da sie sich schleichend vollzieht und häufig nur eine sekundäre Überwucherung darstellt. Der vollzogene Erregerwechsel wird leider erst recht spät bemerkt, insbesondere dann, wenn die intensive Behandlung mit Tuberkulostatica oder sonstigen antibiotischen

Medikamenten völlig ohne Erfolg bleibt und sich eine weitere Verschlechterung des Krankheitsbildes einstellt.

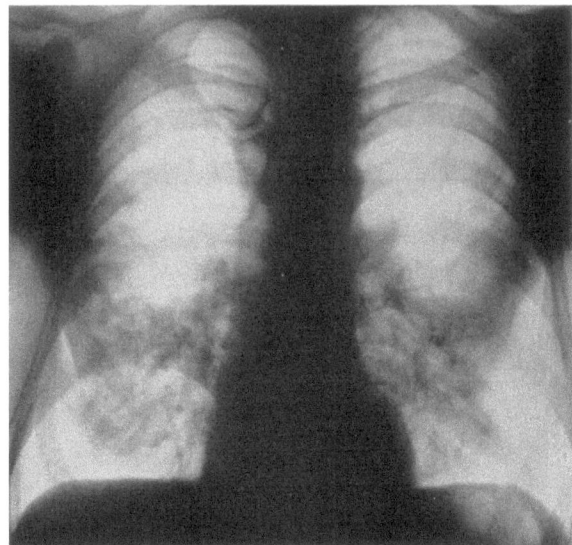

Abb. 2a. Schmetterlingsförmige Verschattung beider Lungenmittelfelder. Mykose durch C. pseudotropicalis. Aggl. Titer 1 : 320. KBR + +

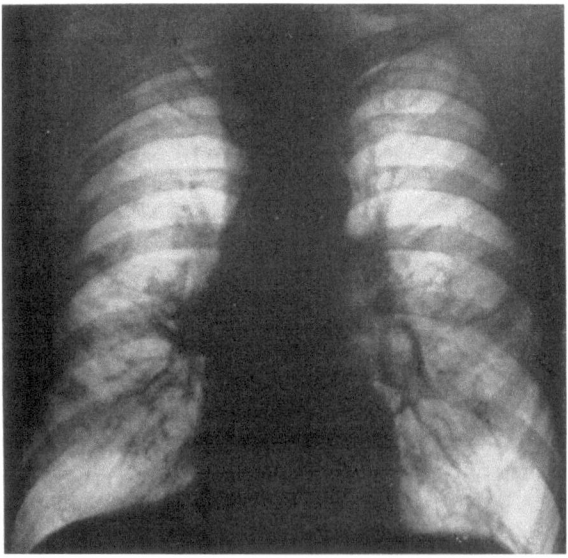

Abb. 2b. Nach längerer Behandlung mit Moronal Rückbildung der Lungenveränderungen und Besserung des Allgemeinbefindens

Über das Ausmaß der stattgefundenen Pilzabsiedlung in der Lunge orientiert das Rö.Bild nur unzureichend. Im Gegensatz zum Aspergillom existiert für die Candida-Mykose kein typisches röntgenologisches Merkmal. Es werden weder einzelne Lungenabschnitte bevorzugt, noch finden sich bestimmte gestaltliche Charakteristika, die es erlauben, den bestehenden Verdacht zu erhärten. Die Vielgestalt des anatomischen Substrats kommt auch im Rö.Bild zum Ausdruck.

Der überwiegend exsudativen Komponente entspricht das umschriebene Infiltrat, der lobären Infiltration die pneumonische Form und der herdförmigen Einschmelzung und Nekrose die Absceß- und Kavernenbildung. Miliare oder pseudomiliare Aussaat kennzeichnet die Entstehung von zahlreichen kleinen Granulomen, während bei Befall des interstitiellen Binde- und Stützgewebes besenreiserartige Schattenbildungen

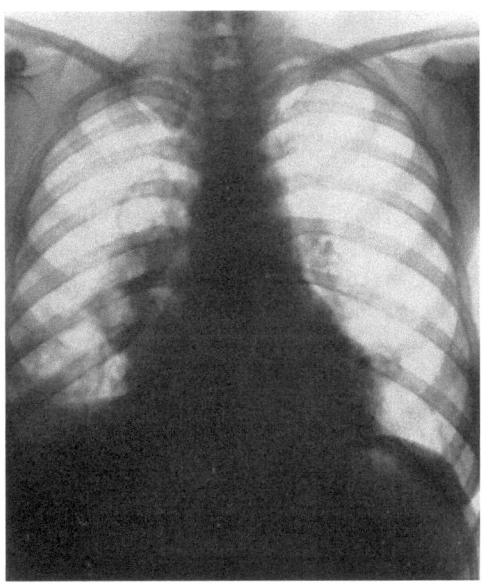

Abb. 3. Cavernöse Form. Längere tuberkulostatische Behandlung vorausgegangen. Negative Tb-Kulturen und konstant negative Tb-Sputum-Befunde. Massenhaft Sproßpilze im Auswurf und Bronchial-Sekret. Später dann Zunahme des Lungenbefundes mit Kavernisierung auch links. Septischer Verlauf. Sektion ergibt ausgedehnte Lungenmykose durch C. tropicalis und C. Krusei mit Befall von Leber, Milz und Niere

imponieren. Übergänge dieser Varianten sind durchaus möglich, und beginnende Heilungsvorgänge vermengen sich mit neuen Schüben, so daß eine echte Stadieneinteilung nicht möglich ist.

Die röntgenologisch verblüffende Ähnlichkeit mit der Tuberkulose wird durch den pathologisch anatomischen Befund noch unterstrichen. Anhäufungen von Epitheloidzellen, Riesenzellen und Plasmazellen sowie die Bildung von Pseudotuberkel, die von BUSSE und STERNBERG als „Blastomycetentuberkel" bezeichnet wurden, kennzeichnen diese eigenartige Situation.

Landes-Med.-Rat Dr. P. SKOBEL
5277 Marienheide, Bez. Köln
Robert-Koch-Straße 4

Aus der Medizinischen Universitätsklinik Würzburg
(Direktor: Professor Dr. E. WOLLHEIM)

Das Röntgenbild bei Lungenmykosen

Von

H. BRAUN, Würzburg

Mit 3 Abbildungen

Aus der zunehmenden Verbreitung der Pilzerkrankungen und insbesondere dem in früheren Jahren nicht in gleichem Maße zu beobachtenden Befall innerer Organe ergeben sich nicht nur für den Mikrobiologen, sondern auch für den Kliniker neue Gesichtspunkte. Durch das gehäufte Auftreten der Lungenmykosen wird das Gebiet der sog. atypischen Pneumonien noch wesentlich erweitert. Unter diesen Umständen tritt die für den Kliniker bedeutende Frage auf, ob die pulmonalen Veränderungen bei Mykosen diagnostische Rückschlüsse erlauben.

Wenn auch die röntgenologischen Symptome oft vom Bild der gewöhnlichen Pneumonie und auch von dem der Tuberkulose abweichen, so läßt sich doch allein aus dem Röntgenbild immer nur eine Vermutungsdiagnose stellen, da es keine für Mykosen ausgesprochen typischen Kriterien gibt. In der Mehrzahl der Fälle wird es so sein, daß der erfahrene Beobachter beim Nachweis von atypischen Lungeninfiltrationen den Verdacht auf eine Mykose äußern und mykologische Untersuchungen veranlassen wird, durch die dann letzten Endes eine Klärung herbeigeführt werden kann.

Besonders schwierig ist die Situation dann, wenn sich die Mykose auf eine bereits bestehende Lungeninfektion aufpfropft, da sich in solchen Fällen nicht mehr entscheiden läßt, welche Veränderungen dem Grundleiden und welche der Mykose zuzuordnen sind. Eine weitere Schwierigkeit ergibt sich daraus, daß, wie STAIB und BRAUN am Beispiel der Candida tropicalis zeigen konnten, in den meisten Fällen gleichzeitig ein pathologischer Bakterienbefund vorliegt, der vielfach für den Lungenprozeß verantwortlich gemacht werden muß.

Trotz dieser Schwierigkeiten erscheint es aber dennoch notwendig, auf die bisher bezüglich der röntgenologischen Symptomatologie der Lungenmykosen gesammelten Erfahrungen hinzuweisen, um den Kliniker und Röntgenologen auf die Möglichkeiten derartiger Veränderungen aufmerksam zu machen und diese in den Bereich der differentialdiagnostischen Erwägungen bei unklaren Lungenbefunden mit einzubeziehen.

Wie kann sich nun die Lungenmykose im Röntgenbild äußern? Während die bronchitische Form das Bild einer Bronchitis und Peribronchitis mit Schwellung der Hiluslymphknoten zeigt, kommt es bei der pulmonalen Form, bei der sich in der Regel ebenfalls eine vermehrte streifige Zeichnung erkennen läßt, zu kleinfleckigen, meist konfluierenden Herdschatten, die oft eine große Ausdehnung erreichen. Dabei können diese Herde miliaren Charakter annehmen und das Bild einer Miliartuberkulose nachahmen. Daneben werden aber auch rezidivierende, an verschiedenen Stellen auftretende und sich zum Teil wieder spontan zurückbildende Infiltrationen beobachtet. Bei Ausbleiben der Rückbildung und Übergang in die chronische Form kann das Bild einer cirrhotischen Tuberkulose oder auch das einer Lungenfibrose entstehen. Im Gegensatz zu den Candidainfektionen kommt es bei der Aspergillose häufiger zu Einschmelzungen, wodurch im Röntgenbild Veränderungen wie bei einem Lungenabsceß oder einer Kaverne entstehen.

In diesem Zusammenhang sei aber auch darauf hingewiesen, daß eine Aspergillusbesiedlung häufig in pathologischen Höhlenbildungen — Cysten, Abscessen, Bronchiektasen oder tuberkulösen Kavernen — erfolgt, wodurch dann ein tumorförmiges Gebilde, das sog. Aspergillom entstehen kann. Das Übergreifen der Pilzinfektion auf die Pleura ist selten, so daß das Auftreten eines Pleuraergusses nicht zum gewöhnlichen Bild einer Lungenmykose gehört. Ähnlich wie bei der Tuberkulose kann die Mykose der Lunge Ausgangspunkt einer allgemeinen Streuung sein und das Bild einer Septikämie hervorrufen.

Im folgenden soll über einen Patienten berichtet werden, bei dem eine Infektion mit Candida tropicalis bestand.

Fall 1: 63jähriger Patient, der 4 Wochen vor Klinikaufnahme mit einem Erysipel erkrankte. Behandlung mit kleinen Dosen von Terramycin, Streptomycin und Omnacillin. Trotzdem kam es wiederholt zu Schüttelfrösten und zu Temperaturanstiegen bis zu 40° C. Bei Klinikaufnahme fand sich Leukocytose von 18200 mit geringer Linksverschiebung. In den ersten 5 Tagen bestand eine Continua um 39° C. BSG anfangs 5:12, dann auf 40:90 mm ansteigend. Weitere Behandlung mit Penicillin und Streptomycin für 3 Tage, dann Achromycin (insgesamt 20 g). Zunächst Senkung der Temperatur, dann wieder Anstieg. Die Sputumuntersuchung ergab eine Reinkultur von Candida tropicalis. Behandlung mit Erythromycin und Inhalation von Äthyljodid. Bei anhaltendem Fieber Behandlungsversuch mit Neosalvarsan. Verschlechterung des Allgemeinbefindens. Behandlung mit Solu-Supronal. Bei der Röntgenuntersuchung fand sich zunächst eine doppelseitige Hilusvergrößerung mit verstärkter streifiger Zeichnung. 14 Tage später war eine inhomogene unscharf begrenzte Verschattung, besonders in den Mittelfeldern, sowie im rechten Unterfeld nachweisbar (Abb. 1). Nach Behandlung teilweise Rückbildung der Herde (Abb. 2). 3 Wochen später wieder Zunahme der Verschattung. Es fanden sich jetzt Infiltrationen besonders im rechten Unterfeld sowie im linken Mittel- und Unterfeld (Abb. 3). Die Sektion ergab eine Pneumonie sowie ein altes Aorten-Mitralvitium mit einer frischen Endokarditis. Im Material, das aus dem Oesophagus, den Bronchien und Lungen, den polypös ulcerös veränderten Aortenklappen, den Nieren und der Leber entnommen wurde, war ein reichliches Wachstum von Candida tropicalis nachweisbar.

Zusammenfassend läßt sich sagen, daß die bei Mykosen vorkommenden pulmonalen Veränderungen von denen bei anderen Lungeninfektionen abweichen können, daß es aber andererseits keine für Lungenmykosen pathognomonischen röntgenologischen Symptome gibt. Der

Kliniker und Röntgenologe kann daher in diesen Fällen ohne den Mikrobiologen nie zu einer endgültigen Diagnose kommen. Dennoch erscheint

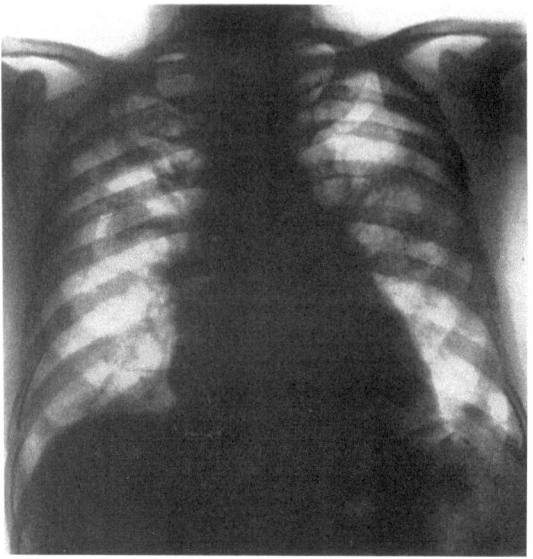

Abb. 1. Thoraxübersicht — inhomogene unscharf begrenzte Verschattung in den Mittelfeldern und im rechten Unterfeld

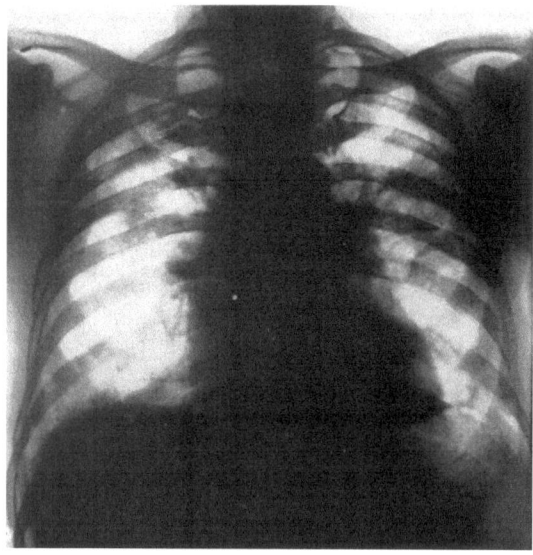

Abb. 2. Thoraxübersicht — Zustand nach Therapie mit teilweiser Rückbildung

es bei der Zunahme der Lungenmykosen notwendig, möglichst weite Kreise auf die Möglichkeiten derartiger Veränderungen und ihre differentialdiagnostische Bedeutung hinzuweisen.

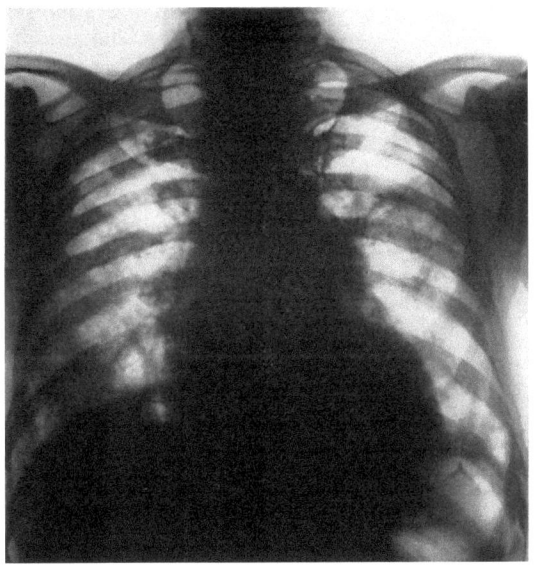

Abb. 3. Thoraxübersicht — 3 Wochen später Zunahme der Verschattungen mit Infiltrationen im rechten Unterfeld, sowie linken Mittel- und Unterfeld

Priv.-Doz. Dr. H. BRAUN
Med. Univ.-Klinik
87 Würzburg

Aus dem Hamburgischen Krankenhaus Wintermoor (Chefarzt: Dr. K. HOFFMANN)

Zur Differentialdiagnose Lungenmykose — Lungenfibrose

Von

H. LIESKE und E. HAIN, Hamburg*

Mit 2 Abbildungen

Bekanntlich ist bei klinischem Verdacht einer hefebedingten Lungenmykose trotz reichlichen Nachweises von Hefen die Diagnose nur zurückhaltend zu stellen, wie auch folgendes Beispiel zeigt:

---

* Den Herren Prof. Dr. MOHR (Tropeninstitut), Prof. Dr. BECKERMANN und Prof. Dr. LAAS (AK Heidberg) danken wir für freundliche Überlassung von Befunden.

Der 1902 geborene Mann hatte 1926 eine Pleuritis exsudativa durchgemacht und wurde 1926, 1930 sowie 1939/40 in auswärtigen Tuberkuloseanstalten behandelt; Tuberkelbakterien waren niemals gefunden worden. Eine Staubexposition war nicht nachzuweisen.

1955 trat der Patient unter der Diagnose einer „weit ausgedehnten, beiderseitigen, vorwiegend fibrotischen Lungentuberkulose mit Herdsetzungen in allen Lungenabschnitten und Lungenemphysen" erstmals in Wintermoor in Behandlung. Die Röntgenuntersuchung der Lungen zeigte ausgedehnte, derbfleckig-strähnige Verdichtungen in allen Lungenteilen, stellenweise mit Andeutung cystischer Figuren (Abb. 1).

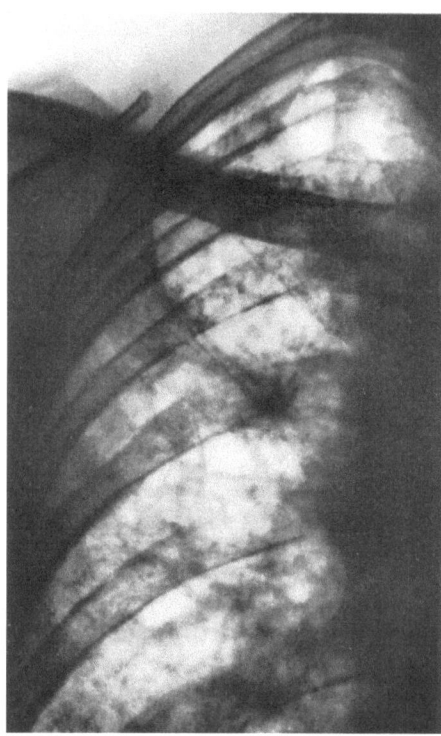

Abb. 1. Thorax-Röntgenbild (Teilansicht der rechten Lunge). Die Hilusdeformierung sowie multiple, derbfleckig-strähnige Verdichtungen in der Lunge mit Andeutung kleincystischer Figuren sind deutlich

In wiederholten, auch kulturellen Untersuchungen von Sputen, Magenspülwässern und Kehlkopfabstrichen konnten Tuberkelbakterien nicht gefunden werden; die Tuberkulinprobe war bei 1 TE positiv. Bei den erstmals angelegten Pilzkulturen des Sputums wurden regelmäßig und reichlich C. albicans und Trichosporon cutaneum (Abb. 2) gefunden. Im Patienten-Serum wurden Agglutinine für beide Hefen nachgewiesen, für C. albicans bis 1:1024 ++, für Trichosporon bis 1:512 ++. — Rachen, Tonsillen und Mundhöhle gaben makroskopisch keinen Anhalt für Hefeinfektion. — Bei der Bronchoskopie fand sich eine vermehrte Gefäßzeichnung der Bronchialschleimhaut sowie flockig-weiße Sekretansammlungen. Erstaunlicherweise konnten aus dem abgesaugten Bronchialsekret *keine* Hefen gezüchtet werden. Diesen Mißerfolg führten wir zunächst auf die vorangegangene Formalindesinfektion des verwendeten Schlauchsystems zurück. Die beabsichtigte Wiederholung der Bronchoskopie fand nicht die Zustimmung des Patienten.

Die gesamten röntgenologischen, mykologischen und serologischen Befunde bestätigten sich 1957 in der klinischen Abteilung des Tropeninstitutes. Die damals durchgeführte Nystatinbehandlung führte nur zum vorübergehenden Verschwinden der Hefen aus dem Sputum, sonst war sie ergebnislos.

Schließlich kam der Patient 1959 — nach zunehmender Verschlechterung der Atem- und Herzfunktion im Allgemeinen Krankenhaus Heidberg zu Tode. Die Sektion zeigte das Bild der Lungenfibrose, wobei einzelne kleinere Cysten als Folge des Narbenzuges zu deuten sind. Auch histologisch war kein Anhalt für Hefemykose zu finden. An mehreren Stellen der Lunge und der Hiluslymphknoten entnommene Gewebsproben ergaben bei optimaler Kulturtechnik *kein* Hefewachstum.

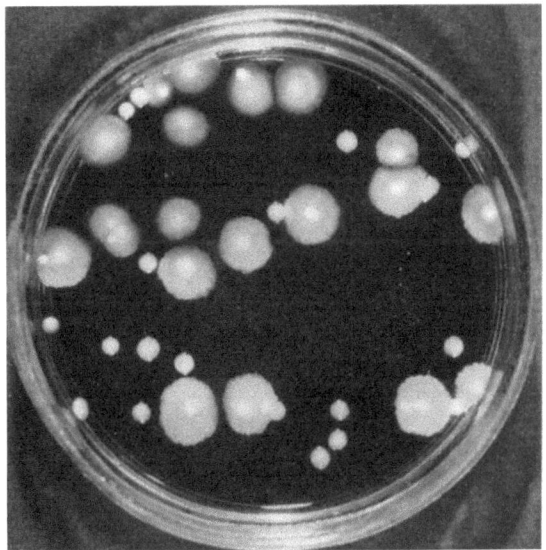

Abb. 2. Kulturplatte (Littman-Agar). Wachstum von C. albicans und Trichosporon cutaneum aus dem Sputum nach drei Tagen

Insgesamt war damit die klinische Annahme einer Lungenmykose eindeutig widerlegt.

Die Ätiologie der als solcher zweifelsfreien Lungenfibrose bleibt im unklaren. Wahrscheinlich wird man sie hier doch im Formenkreis der Tuberkulose suchen müssen, worauf die frühere Anamnese und auch einige histologische Merkmale hindeuteten.

Rückschauend läßt sich also sagen, daß vor einer Überbewertung mykologischer Sputumbefunde und serologischer Reaktionen zu warnen ist. Der negative Befund im Bronchialsekret war kein technischer Fehler, sondern ein Hinweis darauf, daß die Hefen nur Mundhöhle und allenfalls obere Luftwege besiedelt hatten: offensichtlich ein Befund ohne Krankheitswert.

Dr. HERBERT LIESKE,
2 Hamburg-Bramfeld, Wegzoll 30
Dr. ERNST HAIN, Allgemeines Krankenhaus Harburg
21 Hamburg-Harburg, Eißendorfer Pferdeweg 52

Candidamykosen der Lunge mit besonderer Berücksichtigung der Serologie

Von

D. JANKE, Fulda

Die allgemein beobachtete zahlenmäßige Zunahme von Candidamykosen innerer Organe, insbesondere der bronchopulmonalen Candidamykose, hat ihre Ursache vornehmlich in der zunehmenden Verwendung von Antibiotica, wobei nicht nur eine indirekte Stimulation der Candida infolge Störungen des Gleichgewichtes der physiologischen Flora von Haut und Schleimhäuten, sondern auch eine direkte Stimulation des Candidawachstums unter Penicillineinwirkung auftritt, was wir experimentell feststellen konnten und später durch amerikanische Autoren bestätigt wurde. Das Problem für die Diagnostik der Lungencandidose beruht in der Führung des Pathogenitätsnachweises der aus dem Sputum gezüchteten Candidapilze, was nur in enger Zusammenarbeit zwischen Kliniker und Mykologen möglich ist.

Da tierexperimentelle Untersuchungen für den Pathogenitätsnachweis nicht verwertbar sind, der Candida-Hauttest nicht spezifisch ist und auch die klassischen Seroreaktionen wie Agglutination, Präcipitation und KBR nicht immer spezifisch sind, glauben wir mit Einführung unseres Fungistase-Tests einen diagnostischen Beitrag zur Erkennung von Organcandidosen geliefert zu haben. Dieser Fungistase-Test, der sich nun in 10 Jahren bewährt hat und auch bereits in führende Lehrbücher aufgenommen wurde, sei kurz erläutert:

Von einer Candidaaufschwemmung mit 700 Hefezellen/cm^3 in physiologischer Kochsalzlösung werden konstante Mengen in aktives Serum von Probanden und Normalserum gebracht und bei 37° C bebrütet. Nach 24 und 48 Std Ausstreichen eines Tropfens des gut durchgeschüttelten Pilzserumgemisches in gleichmäßigen Schlangenlinien auf Schrägagarröhrchen. Ablesung nach 24 Std. Ein fungistatischer Effekt ist erkennbar an spärlichem Einzelkoloniewachstum gegenüber flächenhaftem Normalwachstum der Kontrollkulturen. Zusammen mit Prof. HANS SCHMIDT konnten wir die Antikörpernatur dieses serologischen Phänomens aufklären. Die Hemmsubstanz ließ sich mit den homologen Pilzen aus dem Serum absorbieren bzw. eluieren, war nicht dialysabel und thermostabil.

Bei vielen tausend serologischen Untersuchungen im Verlaufe von 10 Jahren konnten wir eine Spezifität für Organcandidosen erkennen.

Bilddemonstrationen von Befunden bei Candidamykosen der Lunge:

Serologische Verlaufskurven von 4 sekundären Candidamykosen der Lunge; in Zusammenarbeit mit ALSLEV u. GESSLER von der Med. Univ.-Klinik Kiel konnten wir 1955 7 derartige Fälle publizieren. Als Grundkrankheiten fanden sich Lungentuberkulose, chronische Pneumonie, interlobuläres Empyem, Asthma bronchiale und Wabenlunge. Sie sehen eine Normalisierung der serologischen Reaktionen bei klinischer Heilung. Bei den damals in 3 Fällen beobachteten primären Candidamykosen der Lunge handelte es sich einmal um die sehr seltene miliare Lungencandidose bei einer 29jähr. Frau, die bei Klinikaufnahme Schüttelfrost, Fieberanstieg, Lippencyanose, Nasenflügelatmung und Tachypnoe zeigte, weiterhin auskultatorisch feinblasige Rasselgeräusche über den Unterfeldern bei einer Senkung von 30/48.

Röntgenologisch zeigten sich dichte, kleinste Herdschatten, z. T. konfluierend, die nach 7 Wochen einen Rückgang erkennen ließen. Nach sorgfältigem Ausschluß der Miliartuberkulose wurde die miliare Lungencandidose gesichert. Bei einer weiteren Beobachtung an der Med. Univ.-Klinik Kiel zeigten sich bei einer Patientin anfänglich geringe Lungenveränderungen und sehr bald meningitische Zeichen mit Erblindung. Der Pilznachweis im Sputum, im Liquor sowie die Serologie sicherten die Diagnose der Candidameningitis. Eine Heilung erfolgte nach Nipasol-Behandlung.

Weiterer Fall: Bei einer 44jähr. Frau der Med. Klinik Münster kam es zu fieberhaften septischen Erscheinungen mit geringgradigen ungeklärten Lungenveränderungen. Unsere auf Grund von Pilznachweis im Sputum wie auch positiver Serologie gestellte Diagnose einer Organcandidose konnte durch die Sektion gesichert werden. In Milz, Leber, Epi- und Perikard, Lunge und Lymphknoten fanden sich die typischen Granulome mit Candida albicans bei der Sektion.

Mit Hilfe unserer serologischen und kulturellen Untersuchungen können wir dem Kliniker einen Hinweis auf das Candidageschehen geben. Wie schwierig es doch oft für den Kliniker ist, eine Diagnose zu sichern, zeigen 2 Beobachtungen am Sanatorium Sonnenblick in Marburg, wo wir jahrelang pos. Seroreaktionen und pos. Kulturbefunde im Sputum sicherten. Vom Kliniker konnte schließlich nur die Tuberkulose gesichert werden. Bei aktiven Tuberkulosen bestehen serologische Zusammenhänge mit den Pilzreaktionen, die wir bisher noch nicht erklären können, aber weiter verfolgen.

Dr. D. Janke
64 Fulda, Bahnhofstr. 7

Aus dem Robert-Koch-Institut Berlin (Direktor: Prof. Dr. G. Henneberg)

Immunitätsreaktionen gegenüber Hefen

Von

S. Ueckert, Berlin

Mitteilungen über parenterale Immunisierungsversuche an Versuchstieren sind sehr widersprechend und daher unbefriedigend. Die gemessenen Antikörpertiterhöhen — als Ausdruck der humoralen Immunität — stimmen häufig nicht überein mit der tatsächlich erreichten Immunität, wenn man die Infektionsbelastungsversuche berücksichtigt. Außerdem sind die Resultate der vorliegenden Arbeiten infolge fehlender Standardisierung der Antigene häufig mangelhaft oder überhaupt nicht reproduzierbar.

Aus entsprechenden Versuchen mit Bakterien und Virusarten ist bekannt, daß zum Zeitpunkt der Infektionsbelastung nicht die Antikörpertiterhöhe, sondern das Antikörperbildungsvermögen des Organismus entscheidend ist für die erreichte Güte der Immunität, was zu dem Begriff der cellulär gebundenen Immunität geführt hat. Sie scheint eine Funktion der Zellen des reticulo-endothelialen Systems zu sein. Offenbar spielt auch bei den Immunitätsvorgängen gegenüber Hefen die cellulär gebundene Immunität eine Rolle.

Frau Dr. S. UECKERT
Robert-Koch-Institut
1 Berlin N 65, Nordufer 20

Aus dem Pathologischen Institut der Universität Hamburg
(Direktor: Prof. Dr. C. KRAUSPE)

Die Problematik der Pneumocystis carinii und der Pneumocystosen bei Mensch und Tier

Von

G. PLIESS, Hamburg

Unter Pneumocystose versteht man die Besiedlung der Lungen mit Pneumocystis carinii (CHAGAS 1909, CARINI 1910) ohne oder mit Reaktion des Lungengewebes. Ein Befall findet sich als Nebenbefund bei zahlreichen Laboratoriums- und freilebenden Nagetieren, auch bei Hunden, Ziegen und Schafen. Selten ist die Pneumocystose die Todesursache beim Hund und Feldhasen. Experimentell wird die Pneumocystose vor allem bei Ratten und Kaninchen durch langdauernde Cortison-Medikation erzeugt.

Die Bedeutung der Pneumocystis carinii für den *Menschen* liegt vor allem darin, daß dieser Erreger die interstitielle plasmacelluläre Säuglingspneumonie verursacht, die mit einer Mortalität bis zu 60% belastet ist. Aber auch bei älteren Kindern und Erwachsenen kommt eine massive Pneumocystose vor, entweder als Nebenbefund oder als Todesursache auf der Basis anderer Grundkrankheiten bzw. nach langdauernder Cortison- oder ACTH-Medikation.

Von den vielen Fragen, die mit diesem Erreger verbunden sind, möchte ich die schwierigste herausgreifen:

Die Frage nach der taxonomischen Stellung.

Züchtungsversuche der Pneumocystis carinii sind bisher auf keinem der gebräuchlichen bakteriologischen und mykologischen Nährböden gelungen weder unter aeroben noch anaeroben Bedingungen. Bei fortlaufender Beobachtung von Mikrokulturen aus dem Alveolarinhalt bei Pneumocystis-Pneumonie der Säuglinge konnte ich hin und wieder eine geringe

Vermehrung von Pneumocysten, aber kein typisches Wachstum beobachten. Die taxonomische Stellung der Pneumocystis gründet sich daher bisher nur auf morphologische Analogien.

Bei elektronenoptischer Untersuchung ergeben sich folgende Grundformen der Pneumocystis:

1. *Dünnwandige Pneumocysten* zeigen eine variable Kontur und sind leicht verletzlich. Der Durchmesser liegt zwischen 3—10 μ. An der typischen Zellwand sind zahlreiche feintubuläre (Virus-ähnliche) Strukturen in schlauchartiger Form oder — weitaus häufiger — mit einem Kugelquerschnitt von 80—120 mμ Durchmesser angeheftet. Das Cytoplasma der Pneumocysten ist durchsichtig und enthält spärlich Mitochondrien und endoplasmatisches Reticulum. Der Kern ist 0,5—2 μ groß und zeigt einen deutlichen Nucleolus.

2. *Dickwandige Pneumocysten* sind längsoval bis rund, formstabil. Der Durchmesser beträgt 4—7 μ. Die Zellwand ist dreischichtig, 70—120 mμ dick und zeigt Verdichtungen, z. T. mit lippenartiger Einziehung, die an Sprossungsnarben bei *Hefen* erinnern. Das Cytoplasma enthält regelmäßige Verdichtungsbezirke und verdämmernde Mitochondrien sowie einen undeutlichen Kern.

3. In den dickwandigen Pneumocysten bilden sich nach einem Verdämmern des Zellkerns 4—8 *Cystenkörperchen* heraus. Diese zeigen großen Formenreichtum. Die typische Form ist oval, 0,5—1,0 : 1,0—2,0 μ groß. Meist bestehen die Cystenkörperchen aus strahlendichtem, lamellär geschichteten Material. Durch eine „Reifung" bildet sich jedes Cystenkörperchen innerhalb der dickwandigen Cyste in eine dünnwandige „Miniatur-Pneumocyste" um. Diese Formen zeigen eine typische dünnwandige Zellwand, einen deutlichen Zellkern mit Nucleolus und ein großes Mitochondrium.

4. Sehr häufig finden sich *Degenerationsformen:* a) Blasig aufgetriebene dünnwandige Formen mit starkem Besatz durch *feintubuläre Strukturen*. Dabei besteht ein direkt proportionales Verhältnis zwischen der Menge der feintubulären Membranstrukturen und dem Degenerationszustand der betreffenden dünnwandigen Pneumocyste; b) Sichelartig kollabierte dickwandige Reste von Cysten, die ihre Cystenkörperchen entleert haben.

Diese bei der experimentellen Rattenpneumocystose zu erhebenden elektronenoptischen Befunde lassen sich z. T. auch bei den Pneumocysten der interstitiellen plasmacellulären Säuglingspneumonie nachweisen. Doch ist der Erhaltungszustand der Pneumocysten in den Säuglingslungen im allgemeinen viel weniger gut.

Zum Nachweis der dünnwandigen Pneumocysten eignen sich folgende *Färbungen:* Giemsa, Kernfarbstoffe, Azan, Masson-Goldner, Rhodamin B-Fluorochromierung. Dickwandige Pneumocysten können außerdem durch Gram- und Gridley-Färbung sowie durch Versilberung nach RIO DEL HORTEGA nachgewiesen werden.

Histochemische Nachweise beziehen sich vor allem auf neutrale Mucopolysaccharide (Zellwand der Pneumocysten), Esterase (Cytoplasma), Cytochrom C-Oxydase (Mitochondrien dünnwandiger Pneumocysten) und Succinodehydrogenase (Cystenkörperchen).

Der Entwicklungscyclus von Pneumocystis carinii ist noch nicht vollständig gesichert. Nach den elektronenoptischen Befunden bauen dünnwandige Pneumocysten eine dickere dreischichtige Zellwand auf und wandeln sich unter gleichzeitigen Veränderungen des Cytoplasma zu dickwandigen Pneumocysten um. In diesen entwickeln sich 4 bis 8 Cystenkörperchen, die zu dünnwandigen „Miniatur-Pneumocysten" ausreifen. Durch Berstung der Cystenwand werden die Miniaturformen in Freiheit gesetzt. Sie wachsen zu typischen dünnwandigen Pneumocysten heran, die den Entwicklungscyclus wiederholen. Bisher besteht kein sicherer Anhalt für binäre Teilungen dünnwandiger Pneumocysten, Sprossungen konnten nicht nachgewiesen werden.

Die Frage nach der taxonomischen Stellung vom Pneumocystis carinii läßt sich auch auf Grund der elektronenoptischen Strukturen nicht sicher klären. Nach unserer Auffassung muß das Auftreten der feintubulären Strukturen an den Membranen dünnwandiger Pneumocysten mit berücksichtigt werden. Diese Gebilde zeigen elektronenoptisch, besonders bei Anwendung von Kaliumpermanganatfixierung und Araldite-Einbettung, auffällige Strukturanalogien zu Myxoviren bzw. zum „tubular mat" bei Streptomyces (STEWART). Die Entstehung dieser Gebilde im Zusammenhang mit der Zellwand der Pneumocysten ist in unsern Untersuchungen zusammen mit K. SEIFERT gesichert und inzwischen von GIESE, TIMMEL und COSSEL bestätigt.

Abschließend darf ich 2 Fragen stellen:
1. Welche weiteren Wege könnte man zur kulturellen Darstellung der Pneumocysten einschlagen?
2. Wie ist Ihre Meinung zu unserer Arbeitshypothese, daß es sich bei Pneumocystis carinii um eine ubiquitär verbreitete, zur Fettspaltung befähigte Hefe mit großer Hinfälligkeit handelt? Ist Pneumocystis carinii eine von spezifischen Mykophagen befallene spezifische Hefeart? Oder handelt es sich um eine allgemeine „Symbiose" von Myxoviren (verschiedener Art?) mit verschiedenen Heferassen? Die Deutung der feintubulären Strukturen an den Membranen dünnwandiger Pneumocysten erscheint nicht so abwegig, nachdem inzwischen 10 verschiedene Aktinophagen-Stämme bei Streptomyces nachgewiesen wurden und insbesondere von KUTZNER für eine Phagen-Diagnostik der verschiedenen Streptomycesarten und -stämme benutzt werden.

Prof. Dr. G. PLIESS
Path. Inst. der Universität
2 Hamburg 20

Aussprache

Herr WINDISCH (Berlin):

Der elektronenoptische Nachweis von Nucleolen war bisher nicht möglich. Die Untersuchungen von Herrn PLIESS sind daher ein großer Fortschritt. Die lichtoptischen Untersuchungen an Erscheinungen, wie wir es als Pneumocystis carinii bezeichnet worden sind, waren bisher allgemein unbefriedigend. Es bleibt zu erwägen, ob es sich hierbei vielleicht um eine Art handelt, die so etwas Ähnliches ist wie

Prototheca — ich möchte das allerdings zur Diskussion stellen. Wir haben häufig gefunden, daß Hefen mit Prototheca verwechselt werden.

Herr JANKE (Fulda):

Interessante Ergebnisse zeigten gemeinsame Untersuchungen mit PETERSEN an der Bremer Kinderklinik während der Pneumocystis carinii-Endemie dort vor etwa 10 Jahren. Bei einzelnen Säuglingen mit klinisch typischer Carinii-Infektion wurden regelmäßig im Sputum und Urin Candida albicans und regelmäßig positive Seroreaktionen auf Candida-Antigen nachgewiesen. Mit Nipasolbehandlung konnte damals eins der Kinder gerettet werden. Diese Beobachtung läßt doch an eine Candidamykose denken, möglicherweise durch Mikroformen der Candida hervorgerufen, die histologisch übersehen wurden.

Herr KIMMIG (Hamburg):

Anfrage an PLIESS, ob bereits Kulturen auf Hela-Zell-Kulturmedien versucht worden sind?

Herr PLIESS (Hamburg):

Ich habe PPLO-Agar benutzt und keinerlei Wachstum gesehen.

Herr MÜLHENS (Hamburg):

Hinweis auf die Gruppe der Protozoen-Nährböden, da die Bilder doch eine gewisse Verwandtschaft vermuten lassen.

Herr PLIESS, Hamburg:

Für den Hinweis auf den Protozoen-Nährboden danke ich. — Der Nachweis eines Nucleolus im Kern der Pneumocystis carinii spricht meiner Meinung nach nicht gegen die Hefenatur dieses Erregers, da in der Elektronenmikroskopie die Präparationsschwierigkeiten zu berücksichtigen sind. Diese zeigen sich auch bei dem Versuch elektronenoptischer Darstellung von Hefe-Sprossungsfiguren. Die lippenartigen Verdickungen an der Zellwand dickwandiger Pneumocysten zeigen beträchtliche Analogien zu Sprossungsnarben der Hefen. — Die Heranziehung der therapeutischen Wirksamkeit eines Stoffes für die taxonomische Deutung des reagierenden Erregers scheint uns wenig geeignet. Zur Zeit laufen eigene Versuche über eine Bekämpfung der experimentellen Rattenpneumocystose mit Hilfe eines Esterase-Hemmers (E 600-Mintacol). Der große Reichtum von Pneumocystis carinii an unspezifischer Esterase läßt vermuten, daß dieses Ferment im Stoffwechsel der Pneumocystis eine bedeutsame Rolle spielt. Bei genügender Inhalation des Esterase-Hemmers müßte unter dieser Voraussetzung der Stoffwechsel der Pneumocysten zusammenbrechen.

Herr FRENZEL (Hamburg):

Mir scheint die Häufung von Lungen-Candidiasis recht fraglich. Wir sehen zwar auch häufig Lungenveränderungen, bei denen der Verdacht auf Candida-Befall vorliegt. Es erscheint fragwürdig, den Hefe-Nachweis allein aus dem Sputum zu stellen. Viele eigene Fälle hatten im Bronchialsekret niemals Hefen, dagegen ließen sich im Sputum oft ganze Rasen von Pilzen nachweisen.

Herr FISCHER (Hamburg):

Anfrage an JANKE: Wurde ermittelt, ob die hemmenden Funktionen des Serums beim Serum-Fungistase-Test an bestimmte Fraktionen des Serums gebunden sind, oder wurde nur das Gesamt-Serum geprüft? Kann man die hemmende Wirkung des Serums neutralisieren? Wie häufig kommt es zu unspezifischen Hemmwirkungen?

Herr JANKE (Fulda):

Meine Untersuchungen habe ich gemeinsam mit HANS SCHMIDT — Marburg — durchgeführt. Wir kamen zu dem Schluß, daß es sich um einen echten Antikörper handelt, weil er mit homologen Pilzen adsorbierbar war, weil er dialysabel war und thermostabil.

Herr GÖTZ (Essen):

Über lokale Immunisierungsversuche mit Hefen ist mir nichts bekannt. Hinweis auf eine Publikation, in der über solche Versuche mit Hyphomyceten berichtet wird (J. investigative Dermatology). Die Autoren haben mit gutem Ergebnis lokale Immunisierungsversuche mit Dermatophyten durchgeführt; vielleicht könnte man diese Versuchsanordnung auch im Hinblick auf die Hefen wählen.

HERR JANKE (Fulda):

Erstmalig im deutschen Schrifttum konnten wir über Provokation und Exacerbation von Candidamykosen unter Penicillin-Behandlung berichten [Derm. Wschr. 125, 525 (1952)]. Ich beschrieb damals 11 Fälle, wo unter Penicillin-Behandlung Candida-Paronychien, genitocrurale Candida-Mykosen, general. Haut-Candidosen, Erosio interdig. candidamycetica, Prostatitis und Epididymitis candidamycetica provoziert wurden. Interessant auch die Exacerbation von Salvarsan-Dermatitis unter Penicillin-Behandlung mit Candidanachweis in den Schuppen. Die indirekte Stimulation von C. albicans durch Penicillin konnte ich damals, die *direkte* Stimulation einige Jahre später experimentell nachweisen.

Herr SIEBELS (Pinneberg):

Wir führten bei zur Antigenanalyse eingewiesenen Asthmatikern, bei denen keine exogenen Inhalationsallergene nachweisbar waren, Intracutantestungen mit Candida-Extrakt (BENCARD) durch, wenn im Sputum Candida albicans nachgewiesen wurde. Bei Fällen mit positiven Hautreaktionen wurden dann inhalative Antigenexpositionstests durchgeführt und die Atemstoßkraft mit dem Pneumometer vor und nach der Belastung mit 1 cm^3 Candida-Extrakt der Verdünnung 1:10 gemessen. Der Test wurde als positiv bewertet, wenn die Atemstoßkraft nach der Belastung um 20% oder mehr absank. Auf diese Weise konnten wir allein im letzten $^1/_2$ Jahr bei 7 „Infekt"-Asthmatikern eine Candida-Allergie sichern. In diesen Fällen hatte also das Hefepilzantigen für das Asthma aktuelle pathogene Bedeutung. Kürzlich konnte auch der Candida-Antikörper in einem Fall durch den Prausnitz-Küstner-Versuch übertragen werden.

Die Diagnose einer Candida-Allergie als Ursache eines asthmatischen Geschehens kann danach gesichert werden durch:

1. intracutane Hautreaktion,
2. inhalativen Provokationstest,
3. Prausnitz-Küstnersche Reaktion.

G. Therapiebedingte Hefebesiedelung; Hefen in der Tiermedizin

Aus der Universitäts-Hautklinik Tübingen
(Direktor: Prof. Dr. W. SCHNEIDER)

Bemerkungen zur Frage einer Sproßpilz-Provokation durch Antibiotica

Von

W. ADAM, Tübingen

Die Candidiasis von Haut, Schleimhäuten und inneren Organen ist keine „neue Krankheit"; der Soor hat in seiner Ätiologie und Pathogenese schon in den Dezennien um die Jahrhundertwende ausführliche klinische und experimentelle Bearbeitung erfahren. Schon damals, lange ehe an eine antibiotische Therapie im heutigen Sinne zu denken war, wurde die Frage diskutiert, welche Gegebenheiten zum Entstehen einer Soorkrankheit führen. Es war bekannt, daß Hefen auch im gesunden Organismus als offensichtliche Saprophyten gefunden werden, und es wurde erörtert, auf welche Weise der „Umschlag" der Sproßpilze vom schmarotzenden zum krankheitsauslösenden Verhalten zustande käme.

Ausgehend von klinischen Berichten, zunächst aus dem angelsächsischen, bald auch aus dem deutschen Sprachgebiet über ein vermehrtes Auftreten von Schleimhaut- und Organmykosen unter antibiotischer Behandlung, ist in den vergangenen Jahren viel experimentelle Mühe daran gewendet worden, die Zusammenhänge zwischen einer Antibiotica-Darreichung und dem Entstehen einer Candidiasis aufzuhellen.

Die Ergebnisse sind hier im einzelnen nicht zu diskutieren; sie haben dazu geführt, daß heute die ursprünglich angenommene, weil in vitro unter bestimmten Voraussetzungen beweisbare *direkte* Stimulierung von Sproßpilzen durch Antibiotica mit Zurückhaltung beurteilt und eine Wachstumsförderung und Animalisation von Hefen unter antibiotischer Therapie als den Symbiosestörungen zugehörig angesehen wird.

Nun sagt die Tatsache, daß unter oder nach einer Behandlung mit Antibiotica Provokation und/oder Propagation einer Candidiasis entstehen kann, *für sich allein* noch nichts über die klinische Bedeutung einer solchen indirekten Arzneimittel-Nebenwirkung aus; vielmehr entscheidet darüber die *Häufigkeit* entsprechender Erscheinungen. Sichere Angaben hierüber sind bisher nicht bekannt. Es besteht zwar kein Zweifel darüber, daß heute mehr Candida-Erkrankungen diagnostiziert und veröffentlicht werden als früher. Aber abgesehen davon, daß die Publikationsfrequenz mit der Häufigkeit einer Erscheinung nicht unbedingt parallel gehen muß*, hat sich in den vergangenen Jahren, gerade zu der Zeit, als die Antibiotica breiteste Verwendung zu finden begannen, ganz allgemein das Interesse für die Mykologie auch der Fadenpilze belebt. Und ebenso wie bei zahlreichen anderen Erkrankungen, die heute häufiger erkannt und behandelt werden als früher, muß man sich fragen, ob bzw. wieweit diese Häufigkeitszunahme echt ist.

Tatsächlich ist auch jeder Einzelfall, wie daraus hervorgehend der gesamte Fragenkomplex, zunächst deshalb schwierig zu beurteilen, weil der Nachweis von Sproßpilzen — von bestimmten Fundorten, wie Absceßhöhlen abgesehen — nicht gleichbedeutend ist mit Erkrankung; ein mikroskopischer und kultureller Candida-Fund sagt nicht von vornherein etwas über die ätiologische Bedeutung für ein klinisches Krankheitsbild aus. Dazu kommt, daß es bis jetzt kein zuverlässiges Kriterium für die Human-Pathogenität eines Sproßpilzes gibt. Wir können zwar vermuten, daß aus irgendwelchen Umständen z. B. pathogene Mutanten auftreten, aber wir können sie bisher von für den Menschen pathogenen Formen nicht trennen. Aus der Erfahrung des einzelnen läßt sich aber wohl sagen, daß das Auftreten einer Candida-Erkrankung, gemessen an dem Verbrauch von Antibiotica, ein seltenes Ereignis ist.

Untersucht man diesbezügliche kasuistische Mitteilungen, so ergibt sich, daß im wesentlichen auch heute noch von Candida-Erkrankungen Personen betroffen werden, die schon primär mit schweren Krankheiten darniederliegen oder aus anderen Gründen in ihrer Widerstandskraft erheblich geschwächt sind. Das war schon Jahrzehnte vor der Antibiotica-Ära gesicherte klinische Erfahrung: FISCHL spricht nach einem Zitat aus dem französischen Schrifttum von dem „Schwamm, der sich auf dem kranken Baum entwickelt und zu seinem Untergang mit beiträgt". In gleichem Sinne hat PLAUT 1913 darauf hingewiesen, daß gesunde Menschen und Tiere im Gegensatz zu kranken oder geschwächten kaum soorkrank würden. Diesen Feststellungen entspricht auch die Erfahrung der alten wie der neuen experimentellen Medizin: PARROT berichtet schon 1877 über Untersuchungen von DELAFOND, der bei Lämmern Haften des in die Maulhöhle eingebrachten Soor durch Hungernlassen erzielen konnte. Und FEGELER, der vor kurzem sehr umfangreiche Untersuchungen zu dem Gegenstand angestellt hat, konnte Generalisation einer Candida-Infektion unterhalb bestimmter Keimzahlen durch Tetracycline bei Mäusen nur dann erzielen, wenn gleichzeitig eine Resistenzminderung der Tiere durch Injektion von Mucinlösung erfolgte.

Es hat den Anschein, als seien diese Erfahrungen gegenüber mancher Kasuistik und manchem experimentellen Ergebnis in den Hintergrund getreten. Das ist jedoch unseres Erachtens nicht angebracht. Greift man z. B. aus dem dermatologischen Krankengut zwei verschiedenartige Erkrankungen heraus, bei denen in gleicher Weise eine Indikation zur

---

* Es sei hier nur an das Beispiel der sog. schwarzen Haarzunge erinnert, die früher jahrelang und in beinahe jeder Arbeit über Antibiotica-Nebenwirkungen auftauchte, während tatsächlich die glatte rote Antibiotica-Zunge, wie BOCK sie nennt, viel häufiger ist.

längeren Verabreichung von Breitband-Antibiotica gegeben sein kann, nämlich Akne vulgaris und Pemphigus vulgaris, so zeigt sich, daß bei der Akne so gut wie nie eine klinische Candida-Erkrankung unter der Antibiotica-Darreichung auftritt, während entsprechende Beobachtungen beim Pemphigus nicht selten gemacht zu werden scheinen. Wir haben im Zuge einer anderen Untersuchung 50 Patienten über 2 Wochen mit Demethylchlortetrazyklin behandelt, und zwar operierte Kranke und Patienten mit pustulierender Akne, und dabei nicht in einem Falle eine klinische Candidiasis gesehen. Es ließen sich zwar nach Behandlungsabschluß in einigen Fällen Hefen aus dem Stuhl kultivieren, die vorher nicht nachweisbar gewesen waren; in anderen Fällen war das Ergebnis aber gerade umgekehrt und vor allem trat bei keinem der Behandelten eine Enteritis oder irgendeine andere einschlägige klinische Symptomatik auf.

Das heißt also: Auch für das Entstehen einer Candidiasis unter antibiotischer Therapie gilt die für sämtliche Arzneimittel-Nebenwirkungen in gleicher Weise gültige Regel, daß exogene und endogene Faktoren *zusammenwirken*, die Art, Ausprägung und Häufigkeit der Nebenwirkung bestimmen. Es wäre unseres Erachtens für die weitere Beurteilung der Verursachung von Sproßpilz-Komplikationen durch antibiotische Behandlung von großer Wichtigkeit, wenn in Zukunft den *endogenen Faktoren* wieder mehr Augenmerk zugewendet würde. Insbesondere sollte auch in jedem Fall einer internen Mykose geprüft werden, ob nicht etwa gerade die sproßpilzbedingten, aber als solche noch nicht erkannten Krankheitserscheinungen die antibiotische Therapie veranlaßt haben (vgl. RUHRMANN u. ADAM, 1955).

Priv.-Doz. Dr. WILHELM ADAM
Univ.-Hautklinik
74 Tübingen

Aus der Abteilung für experimentelle Medizin
F. Hoffmann-La Roche & Co. Aktiengesellschaft, Basel

Septische Candidamykosen durch direkte Inoculation der Erreger ins Blut

Von

H. J. SCHOLER, Basel

Mit 3 Abbildungen

Nicht nur die in unserem Kurzreferat (*1*) besprochenen Candida-Endocarditiden, sondern auch andere septische Candidamykosen können dadurch entstehen, daß den Erregern ein direkter Zugang in die Blutbahn gewährt wird. Die Möglichkeit eines derartigen ,,Kurzschlusses" besteht

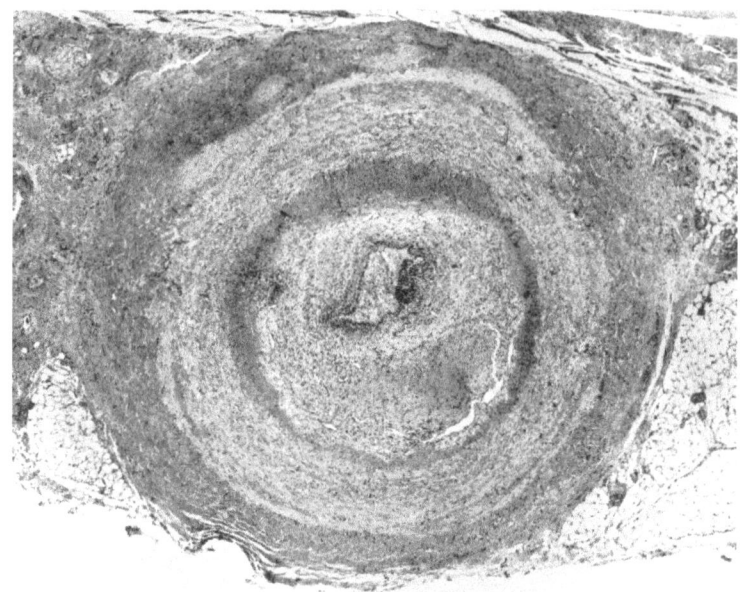

Abb. 1. Rezidivierende Thrombose der rechten Vena saphena magna. VAN GIESON, 25mal

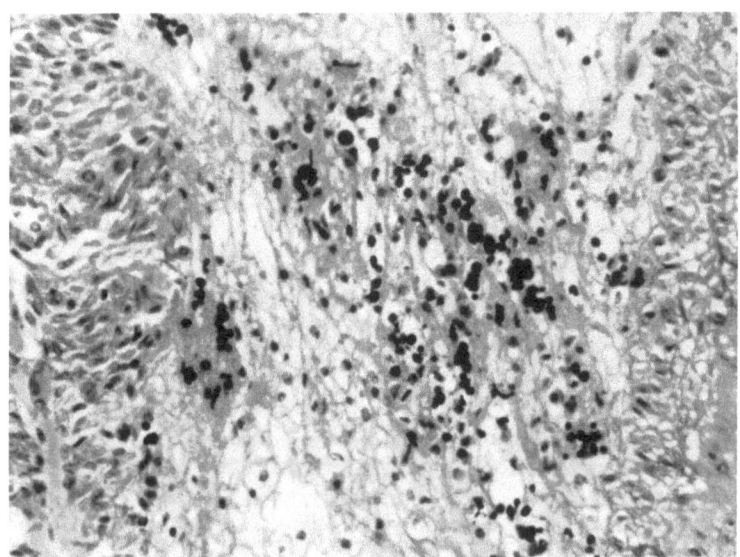

Abb. 2. Gleiche Vene wie Abb. 1; sprossende C. albicans im Innern des Thrombus. PAS, 325mal

u. a. bei intravenösen Dauerinfusionen (2), wohl vor allem dann, wenn im Gefäß liegenbleibende Katheter verwendet werden (3). Charakteristisch ist das Vorliegen einer durch Candida bedingten Thrombophlebitis an der Infusionsstelle und die Abwesenheit eines intestinalen oder bronchopulmonalen Soors, der als Ausgangspunkt der Sepsis in Frage käme.

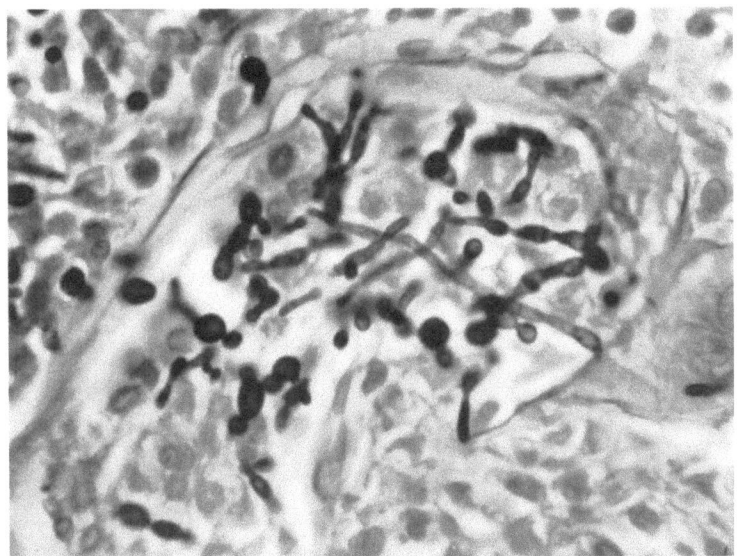

Abb. 3. Kleiner septico-pyämischer Herd in der Niere mit sprossender und Pseudomycel bildender C. albicans. PAS, 880mal

Kurz eine einschlägige Beobachtung der pathologisch-anatomischen Anstalt der Universität Basel[1]:

Eine 41jährige Frau mit schwerer enterogener Hypokaliämie erliegt einer vier Tage vor dem Tode aufgetretenen Sepsis. Durch einen in die rechte Vena saphena magna eingelegten Polyäthylen-Dauerkatheter sind der Patientin während Wochen große Mengen von Kalium infundiert worden, zeitweise mit Zusatz von Antibiotica. Bei der Autopsie ist die genannte Vene durch eine rezidivierende Thrombose verschlossen (Abb. 1), die sich bis in die Vena cava caudalis fortsetzt. Histologisch werden an mehreren Stellen des Thrombus und z. T. auch in der Gefäßwand Hefen festgestellt (Abb. 2). Die in zahlreichen Organen massenhaft vorhandenen septicopyämischen Herde sind ebenfalls von Hefen durchwachsen, die oft Pseudomycel bilden (Abb. 3). Gemäß der Kultur handelt es sich um *C. albicans*. Die Schleimhäute des Digestions- und des Respirationstrakts sind nicht infiziert; auch hat während des Lebens nie ein Soor bestanden.

Die hier vorliegende septische Candidamykose ging mit größter Wahrscheinlichkeit von der infizierten Thrombose der Vena saphena magna

---

[1] Herrn Prof. S. SCHEIDEGGER sei für die Überlassung von Sektionsprotokoll und -Diagnose sowie der histologischen Präparate bestens gedankt.

aus, in die C. albicans durch den Dauerkatheter oder entlang demselben gelangt war. Ob die zeitweise infundierten antibakteriellen Antibiotica die Entstehung der Mykose begünstigt haben, dürfte zweifelhaft sein; das wesentliche Moment lag vermutlich in der Dauerinfusion an und für sich und nicht in einer Wirkung der verabreichten Medikamente.

Literatur

1. SCHOLER, H. J., F. GLOOR u. L. DETTLI: Endokarditis durch Candida parapsilosis (vgl. S. 78 in diesem Band).
2. DUHIG, J. V., and M. MEAD: Systemic mycosis due to Monila albicans. Med. J. Aust. 38 I, 179—182 (1951).
3. LOURIA, D. B., and P. DINEEN: Amphotericin B in treatment of disseminated moniliasis. J. Amer. med. Ass. 174, 273—279 (1960).

Dr. H. J. SCHOLER
Abteilung für experimentelle Medizin
F. Hoffmann-La Roche & Co. Aktiengesellschaft
Basel/Schweiz

Aus dem Institut für Tierseuchen und Mikrobiologie
der Tierärztlichen Hochschule Hannover
(Direktor: Prof. Dr. Dr. h. c. K. WAGENER)

Experimentelle Untersuchungen zur Beeinflussung der Sproßpilzflora von Hühnern durch Penicillin

Von

W. BISPING, Hannover

In den letzten Jahren sind von mir eine Reihe von Experimenten durchgeführt worden, die den Einfluß verschiedener antibiotischer Präparate bei oraler Verabreichung auf die Ausbildung der Sproßpilzflora bei Hühnern klären sollten. Dieses Versuchstier wurde deswegen gewählt, weil es als besonders empfänglich gegenüber Sproßpilzinfektionen gilt und nach eigenen Untersuchungen Sproßpilze, insbesondere auch Candida albicans, in viel weiterem Umfange beherbergt als andere Haustiere. Aus diesen Versuchsreihen möchte ich im folgenden kurz über Ergebnisse berichten, die unter Verwendung von Penicillin erzielt wurden.

Die Untersuchungen wurden an 240 Eintagsküken, die in vier Versuchsgruppen eingeteilt waren, durchgeführt.

Die erste und dritte Versuchsgruppe erhielt neben einem Grundfutter Penicillin (1 Mill. E. je Tag) mit dem Trinkwasser, während die zweite und vierte Versuchsgruppe antibioticafrei aufgezogen wurde.

Nach 25 tägiger Versuchsdauer wurden die Gruppen 1 und 2 oral über das Trinkwasser mit Candida albicans infiziert (an 2 Tagen je eine 24 stündige Schrägagarkultur). Bei den Versuchsgruppen drei und vier unterblieb die experimentelle Infektion.

Nach 46tägiger Versuchsdauer wurden aus jeder Gruppe 30 Küken getötet und Kropf, Blinddarm, Herz, Lunge, Leber, Milz und Niere kulturell auf Hefen untersucht.

Am häufigsten waren Hefen in der Versuchsgruppe 1 nachweisbar. Von 183 aus den genannten Organen isolierten Hefestämmen erwiesen sich 152 als Candida albicans. In der Versuchsgruppe 2, deren Tiere zwar auch experimentell mit Candida albicans infiziert worden waren, jedoch kein Penicillin erhalten hatten, war das Hefevorkommen in den untersuchten Organen eindeutig geringer. Das gleiche Verhältnis ergab sich zwischen den Versuchsgruppen 3 und 4, bei denen die Experimentalinfektion unterblieben war. Bei der Gruppe 3, der Penicillin zugefüttert worden war, kam Candida albicans in den verschiedenen Organen eindeutig häufiger vor als bei der unbehandelten Kontrollgruppe 4.

Im weiteren Versuchsverlauf unterblieb die Penicillinzufütterung und nach insgesamt 81 Tagen Versuchsdauer wurden in den einzelnen Gruppen nochmals gleiche Anzahlen von Küken getötet. In allen Versuchsgruppen mit Ausnahme der ersten war es zu einer weiteren Ansiedlung und Vermehrung von Hefen gekommen. Das bei der ersten Gruppe abweichende Ergebnis, das sich auch bei anderen Experimenten mit ähnlicher Anordnung ergab, ist erklärbar mit einer während der massiven Infektion entstandenen Immunität, die eine weitere Entwicklung der Sproßpilze behinderte. Insgesamt kann dem Versuch entnommen werden, daß oral in therapeutischer Dosis verabreichtes Penicillin in der Lage ist, die Ansiedlung und Vermehrung von Sproßpilzen in vivo zu begünstigen.

Priv.-Doz. Dr. med. vet. W. BISPING
Inst. f. Mikrobiologie u. Tierseuchen
der Tierärztl. Hochschule,
3 Hannover

Aus dem Institut für Mikrobiologie und Infektionskrankheiten
der Tiere an der Universität München
(Vorstand: Prof. DR. A. MEYN)

Hefen als Mastitiserreger bei Wiederkäuern

Von

B. MEHNERT, München

Seit der therapeutischen Anwendung von Antibiotica in der Behandlung von Mastitiden ist die Zahl der Veröffentlichungen über das Auftreten von hefeartigen Pilzen bei Euterentzündungen von Wiederkäuern sprunghaft angestiegen. Nach diesen Berichten sollen vornehmlich Arten der Gattung Candida, Torulopsis, Saccharomyces, Hansenula und Pichia durch die Applikation antibakteriell wirksamer Stoffe in die Lage versetzt werden, den Krankheitsverlauf einer ursächlich durch Bakterien hervorgerufenen Mastitis zu komplizieren.

Da Hefen dieser Gattungen häufig nur als harmlose Saprophyten auf den Schleimhäuten des Tierkörpers, wie z. B. des Respirations- und Verdauungstraktes, anzutreffen sind, ohne dem Makroorganismus jemals ernsthaften Schaden zuzufügen, stellten wir zur Ermittlung des Vorkommens von hefeartigen Pilzen in gesunden und entzündeten Eutervierteln vergleichende Untersuchungen an. Der Vergleich ergab in jeweils nach der äußeren Desinfektion des Euters möglichst steril entnommenen Viertelgemelkproben ein Hefevorkommen von nur 3,1% bei 250 untersuchten Kühen, dagegen von 26,4% bei 100 euterkranken Kühen.

Tabelle 1. *Vorkommen von hefeartigen Pilzen in der Milch eutergesunder und euterkranker Rinder*

Nachweis von Stämmen folgender Arten	250 eutergesunde Tiere (1000 Proben)	100 euterkranke Tiere (118 Proben)	Physiologische Merkmale		
			Wachstum bis 40°C	Assimilation von	Bildung von Haut oder Hautinseln
				Galaktose / Lactose	
Candida parapsilosis...	5	6	9	11 / 0	0
Candida solani.....	3	2	5	5 / 0	5
Candida rugosa.....	5	0	5	5 / 0	5
Candida krusei.....	2	2	4	0 / 0	4
Candida brumptii....	1	1	1	2 / 0	2
Candida humicola....	1	1	0	2 / 2	2
Candida utilis.....	0	1	1	0 / 0	0
Candida catenulata...	0	1	1	1 / 0	1
Candida scottii.....	1	0	1	1 / 0	1
Candida curvata....	0	1	0	1 / 1	1
Trichosporon pullulans..	3	2	0	5 / 5	5
Trichosporon cutaneum.	3	1	4	4 / 4	4
Trichosporon infestans..	1	0	0	1 / 1	1
Torulopsis pseudaeria...	2	2	0	4 / 4	4
Torulopsis candida...	0	3	0	3 / 3	3
Torulopsis glabrata...	0	2	2	0 / 0	0
Torulopsis inconspicua..	0	1	0	0 / 0	1
Torulopsis famata....	0	1	1	1 / 0	0
Torulopsis aeria....	0	1	0	1 / 1	0
Rhodotorula mucilaginosa	1	1	0	2 / 0	0
Rhodotorula rubra...	1	0	0	1 / 0	0
Sporobolomyces salmonicolor.....	0	2	0	2 / 0	2
Sporobolomyces nov. spec.	4	0	0	4 / 4	4

Obwohl das Vorkommen von Hefen im Eutersekret von an Mastitis erkrankten Tieren um ein Vielfaches höher als das bei gesunden lag, bestanden hinsichtlich der ermittelten Hefearten jedoch geringfügige Unterschiede (vgl. Tab.). Die in beiden Gruppen in erster Linie der Gattung Candida, Torulopsis und Trichosporon zuzuordnenden Hefearten erwiesen sich im Gegensatz zu den aus dem Intestinaltrakt von Rindern isolierten Species sowohl bei eutergesunden als auch bei euterkranken Tieren in der Mehrzahl als Kahmhautbildner und gemäß dem Standort auch zu einem hohen Prozentsatz als Lactosespalter. In einigen Fällen befanden sich darunter auch Fettspalter.

Bis auf wenige Ausnahmen waren die Stämme beider Gruppen außerdem in der Lage, oxydativ sowohl Glucose als auch Galaktose abzubauen. Lediglich unter den bei euterkranken Tieren angetroffenen Hefen befanden sich häufiger Stämme, die außer zum oxydativen auch zum anoxydativen Abbau von Kohlenhydraten befähigt waren. Sie kamen in der Mehrzahl der Fälle in den entzündeten Euterviertel stets in Gegenwart von Bakterienarten vor, die als Mastitiserreger bekannt geworden sind, und traten dabei doppelt so häufig in Vergesellschaftung mit grampositiven als mit gramnegativen Entzündungserregern auf. Nur in 7 Fällen gelang auch ein Hefenachweis ohne gleichzeitigen positiven bakteriologischen Befund. Jedoch erwiesen sich nur 2 der im veränderten Eutersekret nachgewiesenen Hefestämme bei einer dem Wiederkäuer eigenen Körpertemperatur als vermehrungsfähig. Eine Prüfung des Wachstums der isolierten Hefestämme bei verschiedenen Temperaturen ergab, daß in beiden Gruppen überhaupt nur jeweils die Hälfte der ermittelten Stämme oberhalb einer Temperatur von 37° C Vermehrungsfähigkeit zeigt. Die hierzu im Vergleich in verschiedenen Abschnitten des Euters vorgenommenen Messungen ergaben, daß im Strichkanal (Ductus papillaris) und in der Milchzisterne unterschiedliche Temperaturen herrschen, die den Hefen auch unterschiedliche Entwicklungsbedingungen bieten. Im Strichkanal eines Euterviertels wurden dabei Werte gemessen, die 2—7° C unter der jeweils für das Tier individuell ermittelten Körpertemperatur lagen. Auch im Zitzenteil der Milchzisterne betrug die Temperatur mitunter noch 34—36° C und erreichte erst im Drüsenteil der Milchzisterne etwa die normalerweise bei 37,5—39° C liegende Körpertemperatur der Tiere. Demzufolge finden alle unterhalb der physiologischen Körpertemperatur des Rindes vermehrungsfähigen Hefen nur Entwicklungsbedingungen im Bereich des Strichkanals und gegebenenfalls noch im Zitzenteil der Milchzisterne vor und dürften dort zwar nach Antibioticagaben vermehrt anzutreffen sein, aber auf Grund ihrer Unfähigkeit zur Ausbreitung in den Milchgängen der Drüsenhohlräume als Mastitiserreger nicht in Betracht kommen.

Infektionsversuche durch intracisternale Injektion der verschiedenen Hefearten in gesunde oder bakterieninfizierte Euterviertel mit und ohne gleichzeitige Applikation von Antibiotica zeigten, daß alle nur bis 32° C und wenig darüber entwicklungsfähigen Hefestämme verschiedener Artzugehörigkeit innerhalb von wenigen Tagen wieder mit der Milch ausgeschieden werden. Das trifft z. B. für Stämme der Arten Hansenula anomala, Candida humicola, Candida curvata, Trichosporon pullulans und für Sporobolomyces-Species zu. Auch einige oxydative Arten der nichtpseudomycelbildenden Gattungen Torulopsis und Rhodotorula gelangten trotz ihrer Entwicklungsfähigkeit bis zu einer Temperatur von 37° C und der Verabreichung von Aureomycin oder Penicillin nicht zur Ansiedlung im Euter und waren nur vorübergehend in geringen Keimzahlen im Sekret des infizierten Euterviertels nachweisbar.

Anders dagegen verhielten sich alle sowohl zum oxydativen als auch anoxydativen Abbau von Kohlenhydraten befähigten, pseudomycelbildenden, bis 40° C und darüber vermehrungsfähigen Hefen der Gattung Candida, wie z. B. Candida krusei, Candida tropicalis, Candida parapsilosis und Candida pseudotropicalis, die als Erreger von Systemmykosen bei Mensch und Tier bekannt geworden sind. Bei diesen Hefen kam es unabhängig von der Applikation von Antibiotica stets zu einer Ansiedlung im Verlaufe einer mehr oder weniger rasch abklingenden Mastitis. Ein aktives Eindringen der Hefen in das Drüsengewebe der Milchgänge erfolgte jedoch nur in Gegenwart von Antibiotica, während sich die Hefen sonst sowohl in gesunden als auch in bakterieninfizierten Eutervierteln nur in den Krypten der Schleimhautepithelien vermehrungsfähig zu halten vermochten. Candida pseudotropicalis konnte auf diese Weise — auch ohne die Beeinträchtigung der Milchleistung — bis zu 2 Monaten in dem Sekret ein und desselben Euterviertels nachgewiesen werden.

Die Ergebnisse zeigen, daß aus dem alleinigen Nachweis von Hefen im veränderten Eutersekret an Mastitis erkrankter Tiere ohne die Bestimmung der biologischen Eigenschaften der jeweils ermittelten Hefeart nicht ohne weiteres auf eine Beteiligung an einem Krankheitsgeschehen geschlossen werden kann.

Frau Dr. BRIGITTE MEHNERT
Inst. f. Mikrobiologie u. Infektionskrankheiten
der Tiere der Universität,
8 München 22, Veterinärstr. 13

Aus der Abteilung für experimentelle Medizin
F. Hoffmann-La Roche & Co. AG., Basel

Hefemastitis beim Rind mit und ohne Zusammenhang mit antibiotischer Behandlung

Von

H. J. SCHOLER, Basel

Zum Vergleich mit dem von Frau Dr. MEHNERT erwähnten Material kurz die von uns gesammelten Hefestämme aus Kuhmilch[1] (Tab. 1). Es

---

[1] Den folgenden Einsendern von Hefestämmen und klinischen Berichten wird bestens gedankt:

Herrn Dr. H. U. BERTSCHINGER, veterinär-bakteriologisches Institut der Universität Zürich (Vorsteher Prof. W. HESS).

Herrn Dr. R. SCHWEIZER, bakteriologisches Institut des Kantons St. Gallen, St. Gallen.

Herren DRES. P. A. SCHNEIDER und H. BURGISSER, Institut Galli-Valerio, Lausanne.

Herrn Dr. G. KILCHSPERGER, mikrobiologische Abteilung der Veterinaria A.-G., Zürich.

Herrn P. D. Dr. F. BÜRKI, veterinär-bakteriologisches Institut der Universität Bern (Vorsteher Prof. H. FEY).

Besonderen Dank schulde ich Herrn Dr. H. RIETH, Hamburg, und Herrn Dr. N. VAN UDEN, Lissabon, für Rat und Hilfe bei der Bestimmung mehrerer Stämme.

handelt sich ebenfalls vorwiegend um Arten, die für den Menschen nur sehr selten oder überhaupt nie pathogen sind und die zu einem ziemlich großen Teil Ascosporen bilden (Pichia farinosa, Saccharomyces fragilis, Hansenula anomala). Immerhin dreimal vertreten ist Cryptococcus neoformans, doch fehlt Candida albicans auch in unserem Material vollständig. Nach den Untersuchungen von VAN UDEN und DO CARMO SOUSA gehört diese Species, im Gegensatz zu mehreren von uns nachgewiesenen Arten, nicht zur saprophytären Pilzflora des Rinderdarmes, so daß es möglicherweise an der Exposition fehlt. An sich ist C. albicans für das Rind pathogen. Dies wird durch vereinzelte Berichte der Literatur belegt und durch einen vom veterinär-bakteriologischen Institut der Universität Zürich beobachteten schweren Magensoor bei einem Kalb, von dem wir C. albicans nachweisen konnten.

Tabelle 1. *Artzugehörigkeit und Bedeutung als Mastitis-Erreger von 108 Hefestämmen aus Kuhmilch*

Hefe-Species	Anzahl Kühe, aus deren Milch die Isolierung erfolgte	Anzahl Kühe mit Anamnese betr. Mastitis	Anzahl Kühe mit gesicherter Hefemastitis
Pichia farinosa	29	17	16
Candida parapsilosis	19	15	14
Trichosporon cutaneum	13	11	10
Candida norvegensis	8	7	7
Saccharomyces fragilis	7	1	1
Candida guilliermondii	7	4	3
Candida rugosa	6	4	4
Candida tropicalis	5	3	3
Cryptococcus neoformans	3	1	1
Hansenula anomala	1	0	0
Candida krusei	1	1	1
Candida mycoderma	1	1	1
Candida pseudotropicalis	1	0	0
Candida robusta	1	1	1
Torulopsis candida	1	1	1
Torulopsis glabrata	1	1	1
Torulopsis globosa	1	1	1
Candida species	3	2	2
	108	71	67

Die aufgeführten 108 Hefestämme (Tab. 1) sind aus der Milch von 108 verschiedenen Kühen isoliert worden, fast ausnahmslos in Reinkultur, sowie nicht selten wiederholt oder aus mehreren Viertelsgemelken des gleichen Tieres. Zu 71 dieser Stämme erhielten wir hinreichende klinische Angaben über den Euterbefund: nicht weniger als 67mal lagen entzündliche Euterveränderungen vor, die durch Ausschluß anderer Ursachen als Hefemastitiden aufgefaßt werden können.

Zu 40 unserer Hefestämme erhielten wir klinische Angaben, die nicht nur die Diagnose Hefemastitis erlauben, sondern auch die Beurteilung, ob ein Zusammenhang mit intramammärer antibiotischer Behandlung bestand (Tab. 2). Wohl war sekundäre Entstehung nach antibiotischer Beeinflussung oder Prophylaxe bakterieller Mastitis verhältnismäßig häufig (24 Fälle), doch kamen auch *primäre Hefe-*

mastitiden vor, die durch Antibiotica höchstens verschlimmert wurden (9 Fälle) oder bei denen überhaupt nie eine antibiotische Behandlung stattfand (7 Fälle).

Tabelle 2. *Anzahl von Hefemastitiden mit und ohne Zusammenhang mit Antibiotica*

Erreger-Specis	Anzahl der Mastitiden mit Anamnese betr. Anwendung von Antibiotica	Primäre Mastitiden		Sekundäre Mastitiden nach antibiot. Behandlung bakterieller Mastitis
		ohne jede antibiotische Behandlung!	verschlimmert oder unbeeinflußt durch antibiotische Behandlung	
Candida parapsilosis	9	1	1	7
Pichia farinosa	6	2	2	2
Trichosporon cutaneum	6	—	1	5
Candida norvegensis	6	2	2	2
Candida rugosa	3	—	—	3
Candida tropicalis	2	1	—	1
Saccharomyces fragilis	1	—	1	—
Cryptococcus neoformans	1	—	1	—
Candida guilliermondii	1	—	—	1
Candida krusei	1	—	—	1
Torulopsis candida	1	—	—	1
Torulopsis glabrata	1	—	1	—
Torulopsis globosa	1	1	—	—
Candida species	1	—	—	1
	40	7	9	24

Die anamnestischen Angaben zu unseren sekundären Hefemastitiden sind zu wenig ausführlich, als daß über die Natur des Zusammenhangs mit der antibiotischen Behandlung etwas Sicheres ausgesagt werden könnte. Mehrere Beobachtungen der Literatur sprechen dafür, daß oft allein der intramammäre Eingriff entscheidend ist und nicht das verabreichte Medikament: Bei der Instillation der Antibiotica können potentiell pathogene Hefen von der Zitze ins Innere des Euters transportiert werden. Kontamination der verwendeten Antibioticumlösungen oder Instrumente mit Hefen hat wiederholt zu seuchenhafter Erkrankung ganzer Bestände geführt.

Literatur

MEHNERT, B.: Hefen als Mastitis-Erreger bei Wiederkäuern (vgl. S. 119 in diesem Band).

SCHOLER, H. J., P. A. SCHNEIDER u. H. U. BERTSCHINGER: Nachweis von Cryptococcus neoformans und anderen Hefen aus Milch von Kühen mit Mastitis. Path. et Microbiol. (Basel) 24, 803—818 (1961), s. dort weitere Lit.

VAN UDEN, N., and L. DO CARMO SOUSA: Yeasts from the bovine caecum. J. gen. Microbiol. 16, 385—395 (1957).

Dr. H. J. SCHOLER
Abteilung für experimentelle Medizin
der F. Hoffmann-La Roche & Co. Aktiengesellschaft,
Basel/Schweiz

Aus der Universitäts-Hautklinik Hamburg-Eppendorf
(Direktor: Prof. Dr. Dr. J. Kimmig)

Pathogenitätsnachweis von Hefepilzen bei verschiedenen Tierarten

Von

C. Schirren, Hamburg

Der Tierversuch stellt in der medizinischen Forschung eine Untersuchungsmethode dar, die für die Prüfung von Arzneimitteln und für die Prüfung der pathogenen Eigenschaften eines Erregers eine besondere Bedeutung erlangt hat. Auch in der medizinischen Mykologie ist der Tierversuch zur Pathogenitätsprüfung gerade bei Hefepilzen in vielerlei Form angewendet worden. Es sei an die intravenöse Applikation von Hefeaufschwemmungen bei Kaninchen, Mäusen, Meerschweinchen und an den Chorionallantoistest bei bebrüteten Hühnereiern erinnert.

Wir haben gemeinsam mit Rieth und Koch in einer größeren Untersuchungsserie an

1647   Hühnerembryonen
 450   Mäusen
 160   Meerschweinchen und
  63   Kaninchen

vergleichende Untersuchungen durchgeführt, um den Begriff „Hefepathogenität" im Tierversuch auf einer breiten Grundlage fußend beantworten zu können. Unter „pathogen" verstehen wir dabei die Fähigkeit eines Erregers, am befallenen Organismus krankhafte Veränderungen hervorzurufen.

Folgende Hefestämme wurden für die Untersuchungen herangezogen. Es handelte sich ausnahmslos um Stämme, die von Patienten isoliert worden waren. Die biologischen Eigenschaften der Hefen wurden vor dem Versuch und nach Rückzüchtung aus den infizierten Tieren nach der Methode von Lodder u. Kreger van Rij geprüft.

Tabelle 1. *Übersicht der für die Pathogenitätsprüfung verwendeten Hefestämme*

Candida albicans	Candida zeylanoides
Candida curvata	Cryptococcus neoformans
Candida guilliermondii	Torulopsis candida
Candida intermedia	Torulopsis aeria
Candida krusei	Torulopsis famata
Candida mycoderma	Torulopsis glabrata
Candida parapsilosis	Rhodotorula rubra
Candida pseudotropicalis	Trichosporon cutaneum
Candida robusta	Pichia fermentans
Candida stellatoidea	Debaryomyces kloeckeri
Candida tropicalis	

Ich habe versucht, die Untersuchungsergebnisse in Form einer Tabelle übersichtlich darzustellen, um gewissermaßen „mit einem Blick" die Problematik der Aussagen nach Tierversuch-Pathogenitätsprüfungen vor Augen zu führen.

Tabelle 2. *Pathogenität von Hefepilzen bei verschiedenen Tierarten*

Tierart	Candida			Torulops. famata	Crypt. neoform.	weitere 18 Arten
	albicans	tropicalis	para-psilosis			
Kaninchen	+	∅	∅	∅	∅	∅
Meerschweinchen	+	(+)	∅	∅	∅	∅
Mäuse	++	+	∅	(+)	∅	∅
Hühnerembryonen	++	+	(+)	(+)	(+)	(+)

Aus diesen Angaben lassen sich folgende Feststellungen ableiten:

1. Es ist unmöglich, aus dem Tierversuch eine Feststellung auf die Humanpathogenität beispielsweise von Candida albicans zu treffen.

2. Mäuse erweisen sich als sehr viel empfindlicher für Hefepilzinfektionen als Kaninchen.

Kaninchen waren nur durch massive Dosen (15 Mill. Zellen) krank zu machen.

Meerschweinchen gingen nach Candida albicans innerhalb weniger Tage, nach Candida tropicalis nur in einem Teil der Fälle ein, während sie bei allen übrigen Hefestämmen überlebten.

3. Alle Versuche an Hühnerembryonen zeigen eine strenge Dosisabhängigkeit dergestalt, daß mit steigender Dosierung ein vermehrtes Absterben der Embryonen zu beobachten ist.

4. Bei Hühnerembryonen können unter entsprechender Versuchsanordnung trotz Infektion mit der Höchstdosis von 15 Mill. Zellen bei einem Brutalter von 18 Tagen (3 Tage vor dem Schlupf) etwa 50% der Küken z. T. mit einer connatalen Candidamykose zur Welt kommen und voll lebensfähig sein.

Man kann also Versuchsbedingungen wählen, die das Endergebnis verfälschen.

5. Es ist damit zwecklos, einen Tierversuch anzustellen, um festzustellen, ob ein bestimmter Hefestamm bei einem bestimmten Menschen primäre oder sekundäre Bedeutung besitzt.

Zum Nachweis der Pathogenität eines Hefestammes müssen gegebenenfalls mehrere Methoden verwendet werden.

Priv.-Doz. Dr. CARL SCHIRREN
Univ.-Hautklinik
2 Hamburg-Eppendorf

H. Hefen in der Augenheilkunde, Gynäkologie und Geburtshilfe, Zahnmedizin

Aus der Universitäts-Augenklinik Hamburg-Eppendorf
(Direktor: Prof. Dr. H. SAUTTER)

Die Bedeutung pathogener Hefepilze für die Augenheilkunde

Von

D. H. HOFFMANN, Hamburg

Mit 2 Abbildungen

Auch im Bereich der Augenheilkunde ist in den letzten zehn Jahren eine deutliche Zunahme der Pilzerkrankungen zu verzeichnen. Neben mykotischen Infektionen des Augeninnern, die nach durchbohrenden Verletzungen, intraokulären Eingriffen oder auch hämatogen entstehen können, gilt das insbesondere für teilweise schwerstens verlaufende mykotische Geschwüre der Cornea.

Dabei fällt auf, daß klinisch mitunter überhaupt nicht an eine Pilzerkrankung gedacht worden war und fataler Weise erst der histologische Schnitt die eigentliche Natur dieser Entzündung, die auf keines der üblichen Antibiotica ansprechen wollte, klärte. Unter den Infektionen durch Hefen oder hefeähnlichen Organismen überwiegen Candida-Arten als Erreger von Keratomykosen eindeutig.

Bis 1953 finden sich nur 6 entsprechende Mitteilungen in der zugänglichen Literatur. Von 1953 bis jetzt ist ihre Zahl sehr schnell auf über 30 angestiegen. Bei diesen zuletzt genannten Candidamykosen der Hornhaut wurde der Erreger praktisch immer exakt identifiziert und differenziert. Im einzelnen handelte es sich in etwa der Hälfte der Fälle um *Candida albicans*, weiter um *C. mycoderma, C. parapsilosis* und *C. krusei*.

Der Verlauf war bei den Geschwüren im allgemeinen langsamer als bei einer bakteriellen Ätiologie, mitunter jedoch auch foudroyant und in nichts z. B. von einem Pneumokokkenulcus zu unterscheiden. Meistens handelte es sich um tiefe Geschwüre im Sinne eines Ulcus serpens, also einer immer weiter in das Hornhautparenchym vordringenden Infektion mit Eiteransammlung in der Vorderkammer. Nur die durch Candida mycoderma verursachten Keratitiden blieben immer oberflächlich. Erfreulicherweise konnte aber bei allen Candida-Geschwüren, deren Pilznatur rechtzeitig erkannt wurde, durch hochdosierte lokale Applikation von Nystatin oder Amphotericin B Heilung erzielt werden.

Es ist nun schwer zu sagen, worauf die Zunahme mykogener Keratitiden zurückzuführen ist. Handelt es sich um eine echte Zunahme, möglicherweise bedingt durch die stetig wachsende Antibiotica- und Steroidbehandlung, oder wird im Zuge des allgemein zu verzeichnenden mykologischen Interesses einfach mehr darauf geachtet? Diese Fragen sind auch von ophthalmologischer Seite noch nicht sicher zu beantworten. Es spricht aber vieles dafür, daß Antibiotica und in vielleicht noch größerem Maße Corticoide zumindest an der Hornhaut eine Rolle spielen, was nicht verwundert, da täglich routinemäßig diese Mittel schon bei banalen Bindehautentzündungen in Form von Augentropfen oder Augensalbe verschrieben werden. Nach den bisherigen Erfahrungen scheint der wachstumsstimulierende Effekt verschiedener Antibiotica auf Pilze die Ausbreitung sekundärer Mykosen in einem primär bakteriell oder auch virusbedingten Prozeß zu begünstigen. Das Cortison und seine Derivate sind mehr für das Angehen primärer Keratomykosen verantwortlich zu machen und auch dafür, daß die Entzündung unter Umständen viel foudroyanter verläuft, als es bei Pilzen zunächst zu erwarten wäre. Der Mechanismus geht beim Cortison nicht über eine Wachstumsstimulierung der Mikroorganismen, sondern eine Schwächung der geweblichen Abwehrmöglichkeiten.

Für diesen Cortisoneffekt sprechen die vorläufigen Ereignisse einer eigenen, zur Zeit laufenden experimentellen Serie am Kaninchenauge.

Mit einem kleinen Trepan war vorsichtig in der Mitte der Hornhaut an umschriebener Stelle das Epithel ausgestanzt und ohne Schädigung der Bowmanschen Membran oder des Parenchyms abgezogen worden. In diesen Epitheldefekt wurde eine Öse einer Candida albicans-Kultur eingestrichen. Die Hefe erwies sich an der Kaninchencornea als primär pathogen. 2 Tage nach der Infektion zeigte sich eine starke Keratitis mit einer Begleitiritis. Das Hornhautinfiltrat ging aber in die Breite und blieb oberflächlich. Vom 5. Tag an bildeten sich alle entzündlichen Erscheinungen langsam zurück. Nach insgesamt 15 Tagen begann der Hornhautbefund schon zu vernarben.

Gaben wir nun aber mit Beginn der Infektion 2mal wöchentlich 1,5 mg Cortison subconjunctival, so verlief der Prozeß gerade entgegengesetzt. Zunächst bestand nur ein kleines Infiltrat im Bereich des Epitheldefektes, das aber bald tiefer wurde. Die Iritis, welche zunächst auf Grund der Cortisonmedikation gefehlt hatte, kam vom 5. auf den 6. Tag im Gefolge einer heftigsten Entzündung mit Quellung und Trübung des Hornhautparenchyms nach. Die Infiltration begann pfropfartig in die Tiefe vorzudringen. Zu einem Zeitpunkt, bei welchem ohne Cortison schon fast Heilung erfolgt war, stand das Auge kurz vor der Perforation bei deutlicher Eiteransammlung in der Vorderkammer.

Histologisch fanden sich 16 Tage nach der Infektion ohne Cortison nur oberflächliche Defekte (Abb. 1), mit der kombinierten PAS-Alcianblaufärbung ließen sich gerade noch einige halbzerstörte Blastosporen nachweisen. Mit Cortison sah man hingegen üppige Pseudomycelbildung und tiefe Zerstörung der Hornhaut (Abb. 2). Entsprechend konnte bei den Cortisontieren zu diesem Zeitpunkt Candida albicans aus der Hornhaut regelmäßig rückgezüchtet werden, bei den Tieren ohne Cortison nur in wesentlich geringerem Maße.

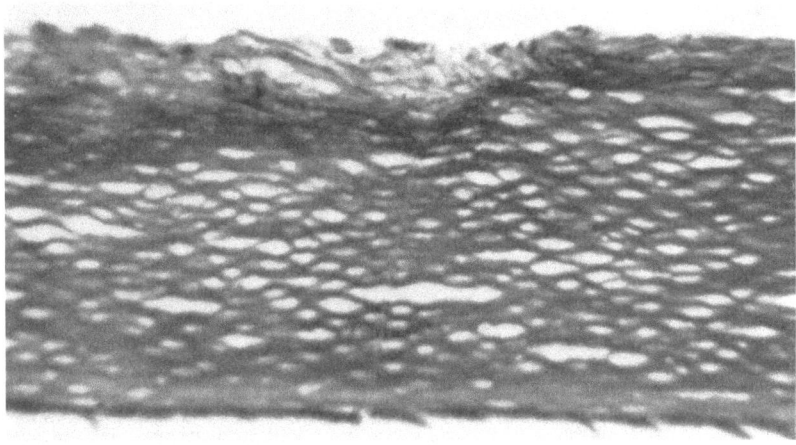

Abb. 1 u. 2. Histologische Befunde der Kaninchencornea 16 Tage nach der Infektion mit Candida albicans (kombinierte PAS-Alcianblaufärbung)

Abb. 1. Ohne Cortison. Beginnende oberflächliche Narbenbildung. Es kommen nur noch einzelne, halbzerstörte Blastosporen zur Darstellung

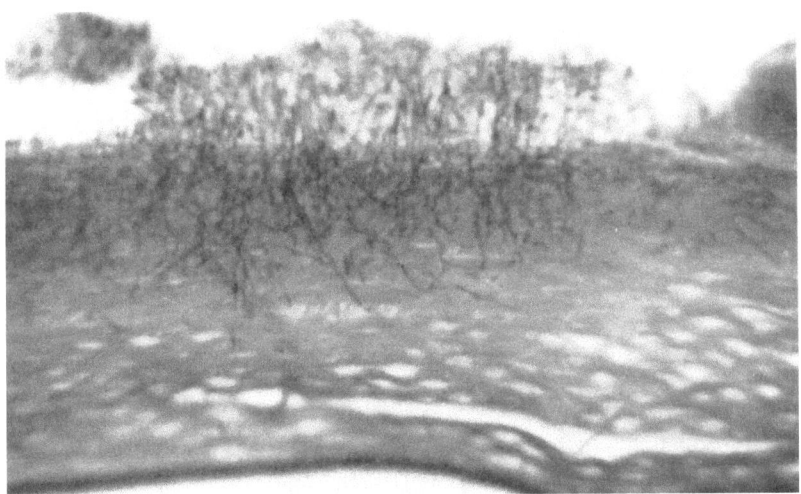

Abb. 2. Mit Cortison. Inmitten eines größeren Substanzverlustes üppige Pseudomycelbildung mit Progression in die Tiefe

Die aufgezeigten Probleme lassen auch für den Augenarzt eine mykologische Orientierung geboten erscheinen.

Literatur

VAN BUREN, J. M.: Septic retinitis due to Candida albicans. Arch. Path. **65**, 137 (1958).
HAGGERTY, T. E., u. L. E. ZIMMERMAN: Mycotic keratitis. Sth. med. J. (Bgham. Ala.) **51**, 153 (1958).
MANCHESTER, P. T. jr., and L. K. GEORG: Corneal ulcer due to Candida parapsilosis (C. parakrusei) J. Amer. med. Ass. **171**, 1339 (1959).
MONDELSKI, ST., and C. MAJEWSKI: Case of mycosis of the cornea. Pol. Tyg. lek. **1956**, 1879 (Polnisch).
MONTANA, J. A., and TH. W. SERY: Effect of fungistatic agents on corneal infections with Candida albicans. Arch. Ophthal. **60**, 1 (1958).
PANNARALE, M. R.: Candidosi oculari secondarie ad antibiotico-terapia. (A proposito di un caso di grave cheratocongiuntivite da Candida albicans.) Boll. Oculist. **37**, 654 (1958).
PICHLER, A.: Ein neuer Fall von Soorerkrankung der Bindehaut. Z. Augenheilk. **3**, 669 (1900).
ROBERTS, S. S.: Nystatin in monilia keratoconjunctivitis. A case report. Amer. J. Ophthal. **44**, 108 (1957).
THEODORE, F. H., M. L. LITTMAN and E. ALMEDA: The diagnosis and management of fungus endophthalmitis following cataract extraction Arch. Ophthal. **66**, 163 (1961).
URRETS-ZAVALIA jr. A., C. REMONDA and N. RAMACCIOTTI: Peculiar type of corneal ulcer associated with Candida mycoderma. Amer. J. Ophthal. **46**, 170 (1958).

Dr. D. H. HOFFMANN
Univ.-Augenklinik
2 Hamburg-Eppendorf

Aus der Medizinaluntersuchungsanstalt
am Hygienischen Institut der Freien und Hansestadt Hamburg
(Leiter: Prof. Dr. S. WINKLE)

Candida albicans- und Torulopsis glabrata-Befunde im Vaginalsekret und ihre Beurteilung

Von

A. KAFFKA, Hamburg und E. RITSCHEL, Wedel

Bei 158 Patientinnen, die wegen Fluor vaginalis, Pruritus und anderen Beschwerden eine gynäkologische Praxis aufgesucht hatten, wurde eine Diagnose Vaginitis bzw. Vulvovaginitis mycotica gestellt. Diese Diagnose ergab sich aus der Beurteilung des klinischen Bildes und der mikroskopischen Untersuchung des Direktpräparates vom Vaginalsekret,

Die Zahl der Mykosefälle machte annähernd 10% der wegen ähnlicher Symptome untersuchten Patientinnen aus. Trichomoniasisfälle wurden im gleichen Zeitabschnitt von etwa 2 Jahren ungefähr doppelt so viel ermittelt.

Das kulturelle Ergebnis war 123mal C. albicans, 25mal T. glabrata und 2mal eine Mischinfektion der beiden Hefen. In den übrigen Fällen wurden andere Hefearten gefunden.

Eine vorausgegangene antibiotische Therapie konnte mit Sicherheit in keinem Fall für das Auftreten der Vaginalmykosen verantwortlich gemacht werden.

Auffallend war der Unterschied der subjektiven Beschwerden sowie der objektiven Krankheitserscheinungen, je nachdem, ob C. albicans oder T. glabrata nachgewiesen wurde. Ähnliche Beobachtungen sind von PETRŮ und VOJTĚCHOVSKÁ beschrieben worden (3).

Bei der Candidiasis traten häufig Brennen und quälender Pruritus auf, die prämenstruell oft heftig gesteigert waren. Von einigen Patientinnen wurden Hitzegefühl und Miktionsbeschwerden angegeben. Nicht immer waren weiße Beläge auf den entzündlich veränderten Vaginalschleimhäuten vorhanden. Häufig war ein Übergreifen der Entzündung auf die Vulva, manchmal sogar das Auftreten von Ulcerationen festzustellen. Der Candida-Fluor war meistens käsekrümelig, gelegentlich salbenartig.

Brennen und Juckreiz traten in mehreren Fällen so plötzlich und mit solcher Heftigkeit auf, daß unverzüglich ärztliche Hilfe in Anspruch genommen wurde. Die Intensität der Symptome war so stark, daß der genaue Zeitpunkt ihres Auftretens gemerkt und angegeben wurde. Offenbar war in diesem Augenblick der Zellvermehrung die sog. ,,Toleranzgrenze" (5) überschritten.

Die Candidiasis wurde nach Arg. nitricum-Touchierung erfolgreich mit Moronal behandelt. — Selbst wenn eine starke bakterielle Mischflora vorlag, wurde nur die spezifische antimykotische Therapie angewandt. Aber auch in diesen Fällen waren die Patientinnen nach einigen Tagen (3—4) beschwerdefrei, und es kam ohne antibakterielle Behandlung zu einer Normalisierung der Vaginalflora.

Rezidive — möglicherweise Reinfektionen — wurden in 13 Fällen beobachtet. Darunter befanden sich 7 gravide Patientinnen, 1 Patientin war Diabetikerin.

Im Vergleich zum Krankheitsbild der Candidiasis beschränkten sich die Symptome beim Nachweis von T. glabrata auf vermehrten Fluor und gelegentlich geringgradiges Juckgefühl und Brennen, aber niemals wurde eine hochgradige Entzündung beobachtet. — Der gelblich-weiße Fluor war von anderer Beschaffenheit: er war zähschleimig.

14 Patientinnen mit T. glabrata wurden nach Arg. nitric.-Touchierung antimykotisch mit Moronal behandelt. Bei 5 Patientinnen wurden nur Arg. nitric.-Touchierungen vorgenommen. In 6 Fällen mit Torulopsis glabrata-Befund wurde keine Behandlung durchgeführt. Diese Patientinnen erschienen kurz vor Eintreten der Menstruation, und danach war eine Therapie nicht mehr notwendig.

Aus den Erfahrungen der gynäkologischen Praxis läßt sich die Schlußfolgerung ziehen, bei Candidiasis der Vagina unbedingt eine gezielte spezifisch antimykotische Therapie durchzuführen, auch im Hinblick auf eine möglichst rasche Beseitigung der mykotischen Infektionsquelle. Erinnert sei an die Gefährdung der Neugeborenen und an Partnerinfektionen (1, 2, 4, 6, 7).

Läßt sich eine kulturelle Differenzierung nicht durchführen, sollte man trotzdem nicht zögern, spezifisch antimykotisch zu behandeln. Denn keineswegs findet man in allen Fällen von Candida-Mykose Pseudomycel im Direktpräparat, und die subjektiven und objektiven Symptome können sowohl für die fortgeschrittene T. glabrata-Mykose als aber auch für eine im Entstehen begriffene C. albicans-Mykose sprechen.

Literatur

1. Koch, H., H. Rieth u. E. Rüther: Hautarzt 10, 393 (1959).
2. Krämer, H., u. H. Geisenhofer: Med. Klin. 54, 1432 (1959).
3. Petrů, M., u. M. Vojtěchovská: Zbl. Bakt. I. Abt. Orig. 166, 218 (1956).
4. Rüther, E., H. Rieth u. H. Koch: Geburtsh. u. Frauenheilk. 18, 22 (1958).
5. Schirren, C., H. Rieth u. H. Koch: Arch. klin. exp. Derm. 210, 86 (1960).
6. Sponer, K.: Med. Welt 1960, 2618.
7. Stadler, G. C., u. G. Polemann: Ther. Umsch. 17, 352 (1960).

Dr. Dr. Armin Kaffka, 2 Hamburg 36, Gorch-Fock-Wall 15/17
Frau Dr. Eva Ritschel, 2 Wedel/Holst., Mühlenstr. 29

Aus der Frauenklinik Finkenau, Hamburg
(Direktor: Prof. Dr. H. Dietel)

Über die Gefährdung der Neugeborenen durch die Besiedlung der mütterlichen Vagina mit Hefepilzen

Von

H. Malicke, Hamburg

Seit den grundlegenden Arbeiten von B. Epstein über die Soorkrankheit der Neugeborenen, die wir heute als Candidamykose bezeichnen, war die Ansicht verbreitet, daß die Infektion in den ersten Lebenstagen erfolgt, die Erkrankung selbst jedoch nicht vor dem 5. Lebenstag auftritt. Als Infektionsquelle beschuldigte man hauptsächlich die Umgebung, d. h. das Pflegepersonal, mangelhafte Reinigung der Windeln, unsaubere Flaschen und Schnuller sowie den Keimanflug aus der Luft. Diese Ansichten werden auch heute noch vielfach in der Literatur vorgetragen.

Jedoch schon KEHRER betonte in seiner 1883, also vor fast 80 Jahren, erschienenen Monographie über den Soorpilz, daß die Keimübertragung durch den Geburtsakt erfolge. Auch EPSTEIN bemerkte, daß die Kinder äußerst selten an Soor erkrankten, deren Mütter frei von Hefepilzen waren. Diese Ansicht wurde auch in den letzten Jahren wieder zunehmend vertreten, vor allem in der angelsächsischen Literatur, wenngleich es auch heute noch Autoren gibt, die die Infektion unter der Geburt für unwahrscheinlich halten.

Anläßlich der Untersuchung von 450 Neugeborenen auf die Besiedlung der Mundhöhle mit Hefepilzen untersuchten wir in der Frauenklinik Finkenau auch eine größere Anzahl von Müttern. So konnten wir bei Müttern von 16 Kindern, bei denen wir C. albicans fanden, ebenfalls C. albicans nachweisen. Bei 2 Kindern isolierten wir C. tropicalis und den gleichen Pilz auch von den Müttern. Bei einigen Kindern, bei denen wir sofort nach der Geburt Abstriche entnahmen, konnten wir in der Mundhöhle und am Anus Hefepilze nachweisen.

Die Übereinstimmung der Ergebnisse der Untersuchungen bei diesen Müttern und Kindern sowie der frühe Zeitpunkt des Nachweises veranlaßten uns, eine Gruppe von 45 Frauen kurz vor der Entbindung vaginal und oral auf Hefepilze zu untersuchen sowie sofort nach der Geburt Abstriche vom Kopf und Anus der Neugeborenen zu entnehmen.

36 Frauen waren im Vaginalabstrich frei von Hefen, bei 11 dieser 36 Frauen fanden sich in der Mundhöhle C. albicans, bei einer C. tropicalis und in einem Fall C. albicans und C. tropicalis. Sämtliche 36 Kinder waren jedoch frei von Hefepilzen.

Bei 9 dieser Frauen konnten sowohl in der Scheide als auch in der Mundhöhle C. albicans nachgewiesen werden. Bei 8 von diesen Kindern fanden sich sofort nach der Geburt im Abstrich vom Kopfe ebenfalls C. albicans, bei 7 Kindern auch im Analabstrich.

Lediglich in einem Falle konnten wir nur bei der Mutter in beiden Abstrichen Hefen nachweisen und beim Kinde nicht. Es handelte sich in diesem Fall jedoch um einen Kaiserschnitt.

Diese Befunde sprechen eindeutig dafür, daß die Infektion mit pathogenen Hefen unter der Geburt eine große Rolle spielt. Die therapeutischen Konsequenzen wären also, mindestens die Frau, wenn nicht auch den Partner zu sanieren; wir haben ja heute im Nystatin mit seinen verschiedenen Anwendungsformen ein ausgezeichnetes Mittel dazu in der Hand.

Auch wenn die Besiedelung mit pathogenen Hefen nicht mit einer manifesten Mykose gleichzusetzen ist, so ist es doch ratsam, die Erreger zu beseitigen; denn die Möglichkeit einer Organ- oder gar generalisierten Mykose, beispielsweise nach einer antibiotischen Therapie, verlangt zwingend rechtzeitige prophylaktische Maßnahmen.

Dr. H. MALICKE
Frauenklinik Finkenau
2 Hamburg 22

Aus der Universitäts-Hautklinik Hamburg-Eppendorf
(Direktor: Prof. Dr. Dr. J. Kimmig)

Hefebefall der Mundhöhle unter Berücksichtigung therapeutischer Maßnahmen des Zahnarztes

Von

H. P. Detering, Hamburg

Die Mundhöhle ist, wie man seit langem weiß, sehr häufig von Hefen befallen. Es darf deshalb mit Recht die Frage gestellt werden, ob auch der Zahnarzt diese Tatsache berücksichtigt.

Eigene Untersuchungen bei etwa 200 Patienten, die aus verschiedenen Gründen in zahnärztliche Behandlung kamen, ergaben, daß unter der großen Zahl von isolierten Sproßpilzen sowohl pathogene als auch apathogene Arten zu finden waren, am häufigsten C. albicans, C. tropicalis und C. pseudotropicalis.

Interessant ist, daß sich in kariösen Zähnen und besonders am Zahnstein nur relativ selten Hefen nachweisen ließen, Prothesenträger dagegen waren in besonders hohem Maße befallen.

Gingivitiden und Stomatitiden können durch hefeartige Pilze verursacht oder sekundär infiziert sein. In der zahnärztlichen Praxis werden diese Infekte mit Desinfizientien, wie Pyocid, Chromsäure, Ondroly, Eugenol, Jodtinktur und H_2O_2 behandelt. Diese Substanzen sind nachweislich gut pilzwirksam; es ist also nicht ausgeschlossen, daß krankheitsverursachende Pilze mitunter beseitigt werden, ohne daß sich der Zahnarzt dieser Tatsache bewußt ist. Eine exakte Diagnosestellung ist aber befriedigender und auch in der zahnärztlichen Praxis mit Hilfe einer mikroskopischen und kulturellen Untersuchung durchführbar. Sehr leicht läßt sich vor allem C. albicans auf der Reisagarplatte erkennen und von anderen Hefen abgrenzen, die wie z. B. Bäcker-, Wein- und Bierhefe immer apathogen sind und auch keine Sekundärinfektionen verursachen.

Zur Beseitigung der Hefen in der Mundhöhle haben sich am besten Moronal und Chinosol bewährt. Zur Unterstützung der Therapie empfiehlt man dem Patienten eine antimykotisch wirksame Zahnpaste sowie ein geeignetes Mundwasser. Die meisten Zahnpasten und Mundwässer – das sei besonders betont – besitzen jedoch in der angegebenen Konzentration keine Wirkung auf pathogene Hefepilze.

Dr. med. dent. Heinz Peter Detering
Univ.-Hautklinik
2 Hamburg-Eppendorf

Aussprache

Herr SCHIRREN (Hamburg):

In meinen tierexperimentellen Studien mit RIETH über die Pathogenität von Hefepilzen im Tierexperiment habe ich zeigen können, daß unter bestimmten Bedingungen Küken mit einer connatalen Candidamykose zum Schlupf gelangen. Auch beim Menschen ist eine connatale Candidainfektion erst kürzlich von ECKERBERG mitgeteilt worden [Nord. Med. Nr. 48, 1663 (1961)]. Es handelte sich um eine Frühgeburt mit Mikrocephalus (wbl.), die am 25. Lebenstage ad exitum kam. Es fanden sich bei der Sektion ein vom Oesophagus ausgehender Hefeabsceß sowie intracerebrale Verkalkungen und Abscesse, aus denen C. albicans gezüchtet werden konnte.

Zur Frage der Hefebefunde in der Mundhöhle ist eine Mitteilung von BÜTTNER und CREMER (Med. Welt 1961, 1795) von besonderem Interesse. Sie konnten in tierexperimentellen Untersuchungen eine karies-hemmende Wirkung von Hefen feststellen; dabei sind die anorganischen Bestandteile der Hefen offenbar nicht bedeutungslos, da auch Hefe-Asche einen Rückgang der Caries bewirkte.

Herr BISPING (Hannover):

Aus der Veterinärmedizin ist bekannt, daß es durch intrauterine Infektion zum Fruchttod und zum Abortus kommen kann (Rinderabort durch Candida tropicalis).

Herr JANKE (Fulda):

In Zusammenarbeit mit der Kinderklinik in Plauen konnten wir vor einigen Jahren bei dortigem endemischen Auftreten einer schweren Dermatose bei Säuglingen unter dem klinischen Bilde der Leinerschen Erythrodermie die Diagnose Candidamykose kulturell und serologisch sichern. Es handelt sich mit großer Wahrscheinlichkeit um vaginale Infektionen unter der Geburt.

Herr WULF (Kassel):

Anfrage, ob durch die weitverbreitete Antibioticabeifütterung von Geflügel Gefahren für den Menschen bestehen?

Herr BISPING (Hannover):

Alle Futtermittel, die heute in der Geflügelaufzucht Verwendung finden, enthalten Antibiotica. Die verwendeten Mengen liegen allerdings erheblich unter den therapeutischen Dosen ($1/_{25}$ oder $1/_{50}$). Meine eigenen Untersuchungen sind mit therapeutischen Dosen durchgeführt worden und können daher auf die Verhältnisse der Tierernährung nicht übertragen werden.

I. Filme

Aus der Universitäts-Hautklinik Hamburg-Eppendorf
(Direktor: Prof. Dr. Dr. J. KIMMIG)
und dem Institut für den Wissenschaftlichen Film Göttingen
(Direktor: Dr. G. WOLF)

Wachstum und Vermehrung von Cryptococcus neoformans und Trichosporon cutaneum

Von

H. RIETH, W. MEINHOF, Hamburg, K.-H. HÖFLING und H. H. HEUNERT, Göttingen

Der Film wurde unter Verwendung eines Zeitraffers am Mikroskop gedreht und behandelt die vegetativen Vorgänge, insbesondere die Bildung der Blastosporen und die „Kapsel" aus stärkeähnlicher Substanz bei dem Erreger der Europäischen Blastomykose, Cryptococcus neoformans, sowie die Blastosporen, das Pseudomycel, das echte Mycel und die daraus entstehenden Arthrosporen bei Trichosporon cutaneum.

Unter der Bezeichnung E 376 kann der Film vom Institut für den Wissenschaftlichen Film in Göttingen leihweise und käuflich erworben werden.

Aus der Universitäts-Hautklinik Hamburg-Eppendorf
(Direktor: Prof. Dr. Dr. J. KIMMIG)
und dem Institut für den Wissenschaftlichen Film Göttingen
(Direktor: Dr. G. WOLF)

Übergang der Sproßpilzform von Candida albicans in die Fadenpilzform

Von

H. RIETH, Hamburg, H. E. SCHREINER, Flensburg, W. MEINHOF, Hamburg, K.-H. HÖFLING und H. H. HEUNERT, Göttingen

Aus einer infizierten Hautschuppe hervorwachsende Blastosporen von Candida albicans, dem häufigsten Soorerreger, entwickeln sich zunächst zahlreiche Tochtersproßzellen. Auf Reisagar bilden sie sodann Pseudomycel und schließlich echtes Mycel wie bei reinen Fadenpilzen mit sekundärem Entstehen von Zwischenwänden (Septen) in den Pilzfäden. Sehr ausführlich dargestellt sind die intracellulären Vorgänge und die Bildung der Chlamydosporen, teilweise unter Zeitraffung.

Der Film gehört zur Encyclopaedia cinematographica (E 377) und kann leihweise und käuflich vom Institut für den Wissenschaftlichen Film in Göttingen bezogen werden.

Namenverzeichnis

der Vortragenden und Diskussionsredner

(Die Seitenzahlen der Vorträge sind gewöhnlich, die der Aussprachen *kursiv* gesetzt)

ADAM, W.: S. *33*.
— Bemerkungen zur Frage einer Sproßpilz-Provokation durch Antibiotica. S. 113
— Zur Therapie interner Candida-Mykosen mit Amphotericin B. S. 88
BISPING, W.: S. *63, 135*
— Experimentelle Untersuchungen zur Beeinflussung der Sproßpilzflora von Hühnern durch Penicillin. S. 118
BOENICKE, R.: S. *18, 64*
BRAUN, H.: Das Röntgenbild bei Lungenmykosen. S. 100
BÜHLMANN, X.: Beitrag zur Prüfung der Assimilationsfähigkeit von Hefen. S. 12
DETERING, H. P.: Hefebefall der Mundhöhle unter Berücksichtigung therapeutischer Maßnahmen des Zahnarztes. S. 134
DETTLI, L. s. H. J. SCHOLER, S. 78
FAASS, W.: Zur Behandlung der isolierten Cryptococcus neoformans-Infektion der Lunge. S. 48
FEGELER, F.: S. *43, 44, 63, 64*
—, G. FORCK und P. JORDAN: Paronychien im Gaststättengewerbe. S. 34
—, und S. RITTER: Erfolgreiche Amphotericin B-Behandlung einer Cryptococcose der Haut und des Zentralnervensystems. S. 58
FISCHER, K.: S. *111*
FORCK, G.: s. F. FEGELER, S. 34
FRENZEL, H.: S. *111*
— Über die Bedeutung pathogener Hefen im Bronchialsystem. S. 92
GLOOR, F.: s. H. J. SCHOLER, S. 78
GÖTZ, H.: S. *32, 44, 63, 91, 112*
— Zur Frage der Häufigkeit der Candida albicans in Hautläsionen. S. 19
GRIMMER, H.: S. *43, 91*
HAIN, E.: s. H. LIESKE, S. 103
HANSEN, P.: Fußmykosen durch Hefepilze im Industriebetrieb. S. 29
HEITE, H.-J.: S. *32*
HERZBERG, J. J.: Das Candida-Granulom. S. 67
HEUNERT, H. H.: s. H. RIETH, S. 136
HÖFLING, K.-H.: s. H. RIETH, S. 136
HOFFMANN, D. H.: Die Bedeutung pathogener Hefepilze für die Augenheilkunde. S. 127
JANKE, D.: S. *17, 32, 33, 34, 43, 64, 91, 92, 111, 112, 135*
— Candidamykosen der Lunge mit besonderer Berücksichtigung der Serologie. S. 106
— Seltene Hautlokalisationen der Candida-Mykose. S. 26
JORDAN, P.: S. *5*
— s. F. FEGELER, S. 34
KADEN, R.: S. *32*
KAFFKA, A., und E. RITSCHEL: Candida albicans und Torulopsis glabrata-Befunde im Vaginalsekret und ihre Beurteilung. S. 130

KALKOFF, K.-W.: S. *3, 19, 43, 44, 64, 90, 91*
KIMMIG, J.: S. *3, 18, 19, 33, 44, 91, 111*
KRAUSPE, C.: S. *64, 90*
KRUSPL, W.: Über die Bedeutung einer exakten Differenzierung der bei Nagelmykosen gezüchteten Hefepilze. S. 39
LIESKE, H., und E. HAIN: Zur Differentialdiagnose Lungenmykose-Lungenfibrose. S. 103
LOEFFLER, W.: S. *4*
LUDWIG, E.: S. *43, 44*
MALE, O.: Zur Identifizierung der Hefen im mykologischen Labor. S. 5
MALICKE, H.: Über die Gefährdung der Neugeborenen durch die Besiedelung der mütterlichen Vagina mit Hefepilzen. S. 132
MEHNERT, B.: Hefen als Mastitiserreger bei Wiederkäuern. S. 119
MEINHOF, W.: Gegen Hefen wirksame Antimykotica. S. 73
— s. H. RIETH, S. 136
MEMMESHEIMER, A. M.: S. *33*
MEMMESHEIMER JR., A. R.: Doppelinfektionen d. Hefen und Dermatophyten. S. 31
MEYER, K.-O.: S. *5*
MEYER-ROHN, J.: S. *18*
— Untersuchungen zur Frage der Kreuzresistenz von Candida albicans gegenüber Nystatin, Amphotericin B und Trichomycin unter den Bedingungen der Warburg-Apparatur. S. 14
MÜLHENS, K.: S. *17, 33, 111*
MUFTIC, M. K.: S. *44*
— Die Klassifizierung der verschiedenen Arten der Gattung Candida mit der „Amid-Reihe" nach BÖNICKE. S. 9
NAUMANN, P.: S. *3*
OTT, E.: Erfahrungen mit Amphotericin B bei einem Fall von Lungencandidiasis. S. 86
PLIESS, G.: S. *111*
— Die Problematik der Pneumocystis carinii und der Pneumocystosen bei Mensch und Tier. S. 108
POLEMANN, G.: S. *62*
— Untersuchungen zur Verbreitung der Gattung Candida. S. 21
REICHENBERGER, M.: Über die Zunahme der Candida-Infektionen im Inguinalbereich. S. 24
RIETH, H.: S. *3, 4, 18*
— Nomenklatur und Systematik der hefeartigen Pilze und der zugehörigen Krankheitsbilder. S. 1
—, W. MEINHOF, K.-H. HÖFLING und H. H. HEUNERT: Wachstum und Vermehrung von Cryptococcus neoformans und Trichosporon cutaneum (Film). S. 136
—, H. E. SCHREINER, W. MEINHOF, K.-H. HÖFLING und H. H. HEUNERT: Übergang der Sproßpilzform von Candida albicans in die Fadenpilzform. (Film) S. 136
RITSCHEL, E.: s. A. KAFFKA, S. 130
RITTER, S.: s. F. FEGELER, S. 58
ROHDE, B.: Klinische Beobachtungen bei zwei Kindern mit generalisierter Candida-Mykose. S. 65
SCHIRREN, C.: S. *135*
— Hefepilze auf gesunder Haut. S. 28
— Pathogenitätsnachweis von Hefepilzen bei verschiedenen Tierarten. S. 125
SCHIRREN sen., C. G.: S. *33*
SCHMÜCKING, C.-G.: Hefediagnostik in der dermatologischen Praxis. S. 6

SCHODERER, K.: S. *33*
SCHOLER, H. J.: S. *63*
— Hefemastitis beim Rind mit und ohne Zusammenhang mit antibiotischer Behandlung. S. 122
— Septische Candidamykosen durch direkte Inoculation der Erreger ins Blut. S. 115
—, F. GLOOR und L. DETTLI: Endokarditis durch Candida parapsilosis. Behandlungsversuch mit Amphotericin B. S. 78
SCHREINER, H. E.: s. H. RIETH, S. 136
SCHUERMANN, H.: S. *32, 44, 90, 91*
SIEBELS, H.: S. *112*
SKOBEL, P.: S. *63, 91*
— Zum Bilde der chronischen Lungen-Mykose durch Candida-Arten. S. 96
STAIB, F.: S. *62*
— Zum Vorkommen von Cryptococcus-Arten bei Stubenvögeln. S. 45
STURDE, H.: S. *43*
TELLER, H.: S. *64*
THIANPRASIT, M.: Histologischer Nachweis von Hefen bei Hauterkrankungen. S. 72
THOMSEN, N.: S. *44*
UECKERT, S.: Immunitätsreaktionen gegenüber Hefen. S. 107
WESENBERG, W.: Zum Problem der Formvariationen von Cryptococcus neoformans bei isoliertem Lungenbefall. S. 52
WINDISCH, S.: S. *3, 17, 63, 91, 110*
WINKLER, A.: Behandlung der Candida-Paronychie. S. 41
WULF, K.: S. *18, 135*

Anschriften der Diskussionsredner

BOENICKE, R., Dr. rer. nat., 2061 *Borstel/Bad Oldesloe*, Tuberkulose Forschungs-Institut
FISCHER, K., Priv. Doz. Dr. med., 2 *Hamburg* 20, Univ.-Kinderklinik
GRIMMER, H., Prof. Dr. med., 62 *Wiesbaden*, Städt. Hautklinik
HEITE, H. J., Prof. Dr. med., 78 *Freiburg/Brs.*, Univ.-Hautklinik
KADEN, R., Prof. Dr. med., 1 *Berlin*, Hautklinik der Freien Universität
KALKOFF, K. W., Prof. Dr. med., 78 *Freiburg/Brs.*, Univ.-Hautklinik
KIMMIG, J., Prof. Dr. med. et phil., 2 *Hamburg* 20, Univ.-Hautklinik
KRAUSPE, C., Prof. Dr. med., 2 *Hamburg* 20, Path. Institut d. Univ.
LOEFFLER, W., Dr. med., *Basel*/Schweiz, Gellertstr. 11a
LUDWIG, E., Dr. med., 2 *Hamburg* 36, Dammtorstr. 27
MEMMESHEIMER sen., A. M., Prof. Dr. med., 43 *Essen*, Goethestr. 112
MEYER, K.-O., Dr. rer. nat., 2 *Hamburg-Fu.*, Struckholt 8
MÜLHENS, K., Priv. Doz. Dr. med., 2 *Hamburg* 36, Dammtorstr. 27
NAUMANN, P., Priv. Doz. Dr. med., 2 *Hamburg* 20, Institut f. klin. Bakteriologie u. Serologie der Universität
SCHIRREN sen., C. G., Dr. med., 23 *Kiel*, Schloßgarten 13
SCHODERER, K., Dr. med., 2 *Hamburg-Lokstedt*, Ichthyol-Ges., Süderfeldstr. 25
SCHUERMANN †, H., Prof. Dr. med., 53 *Bonn*, Univ.-Hautklinik
SIEBELS, H., Dr. med., 208 *Pinneberg*, Kreiskrankenhaus (Innere Abteilung)
STURDE, H., Oberstabsarzt Dr. med., 2 *Hamburg-Wandsbek*, Bundeswehrlazarett
TELLER, H. H., Prof. Dr. med., 1 *Berlin-Britz*, Dermatolog. Klinik, Blaschkoallee
THOMSEN, N., Dr. med., 2 *Hamburg-Altona*, Ottenser Hauptstr. 39
WINDISCH, S., Prof. Dr., 1 *Berlin* N 65, Seestr. 13
WULF, K., Prof. med., 35 *Kassel*, Hautklinik am Stadt-Krankenhaus

Sachverzeichnis

Abscesse durch Candida albicans 89
Acetamid 11
Acetamidase 10
Acrylamid 11
Actidion (= Cycloheximid) 5, 17, 33
Actinomyces israeli 2
Acylamidasen bei Mycobakterien und Nocardien 10
Agar-Agar-Analyse 12
Acne vulgaris und Candida- Erkrankung 115
Akrocyanose 37
Aktinomykose 2, 90
Allantoin 10, 11
Allantoinsäure 10
Allgemeines und Diagnostik 1—19
Alpenstrandläufer, Nomenklaturfragen 5
Amidase-Spektrum 10
„Amid-Reihe" für Artdiagnose 18
— nach Bönicke 9, 10
—, technische Durchführung 11
— zur Klassifizierung von Candida 11
3-Amino-3,6-didesoxyhexopyranose 73
Amphotericin B als Spray 91
— bei Candida-Paronychie 91
— — Cryptococcose 51, 58—64
— — internen Candidamykosen 88—92
— — Keratitis 127
— — Lungencandidiasis 86, 87
— — Nagelmykosen 66
— in vitro 73—77
—, Resistenz von Candida albicans 14—19
—, — — parapsilosis 78, 79
—, Therapie ohne Nebenwirkungen 61
animale Mykosen, Übersicht 2
— Pilzstämme 3, 4
Antibioticabeifütterung 135
Antibiotica, s. Actidion, Amphotericin B, Griseofulvin, Nystatin, Penicillin, Pimaricin, Streptomycin, Trichomycin
—, Sproßpilz-Provokation 113—115
— und mykogene Keratitis 128
— -Zunge 114

Antigen-Aufbau der Hefen 3
Antimykotica, Actidion (= Cycloheximid) 5, 17, 33
—, Amphotericin B 14—19, 51, 58—64, 66, 73—77, 78—85, 86—87, 88—92, 127
—, Brillantgrün 42, 75
—, Chinosol 76, 134
—, 5-Chlor-7-jod-8-oxychinolin 76
—, 5-Chlor-8-oxychinolin 76
—, Chromsäure 134
—, Cycloheximid (=Actidion) 5, 17, 33
—, Desinfektionsmittel 22, 23, 33
—, Dibenzthion-Derivate 77
—, Dibrompropamidin 77
—, Dichlorophen 75
—, 5,7-Dichlor-8-oxychinaldin 76
—, 5,7-Dijod-8-oxychinolin 76
—, Eugenol 134
—, gegen Hefen wirksam 73—77
—, Gentianaviolett 75
—, Griseofulvin 8, 9, 18
—, Hexachlorophen 75
—, Hexamidin 77
—, Jodtinktur 134
—, Malachitgrün 17, 66, 75
—, Moronal (= Nystatin) 9, 14—19, 25, 26, 42, 66, 73—75, 77, 127, 131, 134
—, Nipasol 111
—, Nystatin, s. Moronal
—, Ondroly 134
—, 8-Oxychinolin-sulfat 76
—, Phenole 33
—, Phenylmercuridinaphthyl-methan 42
—, Phenylquecksilberborat 42, 75
—, Pyocid 134
—, Pyoktanin 25, 42
—, Quats 33
—, Quecksilberverbindungen 42, 75
—, Sol. Castellani 25, 42, 66
—, 1,2,3,4-Tetrahydro-9-fluorenon 75
—, Tetrahydro-1,3,5-thiadiazin-2-thion-Derivate 77
—, Trichomycin 14—19, 42, 73, 74, 77

Sachverzeichnis

Aromatische Diamidine 42, 76, 77
Arthrosporen 6
Ascosporen 6
Asparagin 11
Aspergillom 99
Aspergillose 2, 101
Aspergillus-Befall und Actidion 17
Aspergillus fumigatus 2
Assimilation von Galaktose 6
— — Glucose 6
— — Guanin 45, 46
— — Harnsäure 45, 46
— — Harnstoff 46
— — Hypoxanthin 45
— — Kaliumnitrat 6, 46
— — Kreatin 46
— — Kreatinin 45—47
— — Lactose 6
— — Maltose 6
— — Pepton 6
— — Raffinose 6
— — Saccharose 6
— — Stickstoff 12
— — Xanthin 45, 46
Assimilationsvermögen von Candida 13
— — — brumptii 13
— — — utilis 13
— — Cryptococcus 13
— — Hansenula 13
— — Hefen 12
— — Rhodotorula 13
— — Torulopsis 13
— — Trichosporon 13
Asthma und Candida-Allergie 112
Atmungsorgane, pilzbefallen 2
auxanographische Methode 12

„Bacto Agar" Difco 12
Bäckerhefe 39, 134
Basidiobolus ranarum 2
Benzamid 11
Bierhefe 30, 39, 134
Bierschleim 35
Bierwürze 88
Bierwürzeagar 11
Blastomyces dermatitidis 2
„Blastomycetentuberkel" 99
Blastomykosen 2
Blastosporen 6
Brettanomyces claussenii in Toilettenabstrichen 21
Brillantgrün 42, 75
Bromthaleintest 87

Bronchialcarcinom und Hefen 94, 95
Bronchialsekretbefunde 94, 95
„bunte Reihe" für Zuckervergärung 9

Candida albicans als Nosoparasit 30
— — — Opportunist 32
— —, Amidase-Spektrum 11
— — an Fingernägeln 19
— — — Zehennägeln 19
— — auf gesunder Haut 29
— — — Reisagar 8, 9, 36, 134
— —, Auftreten bei Griseofulvinbehandlung 43
— — aus Inguinalläsionen 24, 25
— —, axillar 19
— —, Befall der Haarfollikel 26, 27
— — bei Ekzem 32
— — — Endokarditis 81
— — — Fußmykosen 19, 30
— — — Hühnern 118, 119
— — — Keratitis 127
— — — Kindern und Säuglingen 32
— — — Neugeborenen 133
— — — Onychomykosen 39, 40, 43
— — — Paronychie 34—38
— —, Fadenpilzform 136
— —, Hemmung durch Antimykotica 75
— — im Anus 19
— — — Bierschleim 35
— — — Bronchialsekret 93, 94, 95
— — — Liquor 88
— — — Sputum 89, 90, 93, 94, 104
— — — — bei Lungenfibrose 104
— — — Stuhl 66, 86, 89, 90
— — — Urin 66, 86, 89
— — — Vaginalsekret 19, 130—133
— — in Abszeßeiter 89, 90
— — — der Mundhöhle 19, 66, 86, 134
— — — — Niere 117
— — — Haarfollikeln 66
— — — Hautläsionen 19
— — — Kopfschuppen 66
— — — Thrombus 116
— — — Toilettenabstrichen 21, 22
— —, Kreuzresistenz gegenüber Nystatin, Amphotericin B und Trichomycin 14—19
— —, Mycel und Pseudomycel im Haarfollikel 70, 71
— —, Pathogenitätsprüfung 125
— — -Toxine 91
— — und Magenulcus 90

Candida albicans, Wachstum auf Haaragar
— —, — — nährstofffreiem Agar 27
— —, winzige Formen 92
— -Allergie und Asthma 112
—, Assimilationsvermögen 13
—, Befall der Vagina 19, 20, 65, 130 bis 133
— brumptii, Amidase-Spektrum 11
— — in Milch 120
— — — Toilettenabstrichen 22
— — —, Stickstoffassimilation 13
— catenulata in Milch 120
— curvata in Milch 120
— — — Toilettenabstrichen 21
— — —, Pathogenitätsprüfung 125
— -Enteritis 89
— -Fluor 131
— -Granulom 67—71, 107
— guilliermondii, Amidase-Spektrum 11
— — auf gesunder Haut 29
— — bei Endokarditis 81
— — — Onychomykosen 40
— — im Sputum 93
— — in Milch 123, 124
— — —, Pathogenitätsprüfung 125
— -Hospitalismus 23
— humicola in Milch 120
— -Infektionen im Inguinalbereich 24, 25
— intermedia, Pathogenitätsprüfung 125
—, kreatinin-negativ 47
— krusei, Amidase-Spektrum 11
— — bei Endokarditis 81
— — — Keratitis 127
— — — Lungenmykose 99
— — — Mastitis 121
— — in Milch 120, 123, 124
— — —, Pathogenitätsprüfung 125
— lipolytica, Amidase-Spektrum 11
— -Meningitis 107
— mycoderma bei Keratitis 127
— — in Milch 123
— — —, Pathogenitätsprüfung 125
Candidamykose am Kaninchenauge 128
— bei Säuglingen und Kleinkindern 65—71
—, connatale 135
— der Lungen 106—107
— — Unterschenkel 73
— durch Inoculation ins Blut 115—118

Candidamykose, generalierte Form 65—71
—, granulomatöse Form 65—71
—, hyperkeratotische 26
—, primäre 43
—, seltene Hautlokalisationen 26, 27
—, septische 83, 115—118
—, Übersicht 2
— unter antibiotischer Behandlung 112 115
Candida norvegensis in Milch 123, 124
— parakrusei = Candida parapsilosis 81
— parapsilosis, Amidase-Spektrum 11
— — auf gesunder Haut 29
— — bei Endokarditis 78—85
— — — Fußmykosen 30
— — — Keratitis 127
— — — Mastitis 121, 122
— — — Onychomykosen 39, 40
— — im Bronchialsekret 94, 95
— — — Sputum 93
— — in Lebensmitteln 91
— — — Milch 120, 123, 124
— — — Nagelspänen 7
— — —, Pathogenitätsprüfung 125
— -Paronychie, Behandlung 41, 42
— pseudotropicalis, Amidase-Spektrum 11
— — bei Mastitis 122
— — im Sputum 93
— — in der Lunge 98
— — — Milch 123
— — —, Pathogenitätsprüfung 125
— — —, Sepsis 83
— pulcherrima in Toilettenabstrichen 22
— reukaufii 21, 22, 30
— — in Toilettenabstrichen 21, 22
— robusta, Amidase-Spektrum 11
— — in Milch 123
— — —, Pathogenitätsprüfung 125
— rugosa in Milch 120, 123, 124
— scottii, Amidase-Spektrum 11
— — auf gesunder Haut 29
— — in Milch 120
— — — Toilettenabstrichen 21, 22
— solani im Bronchialsekret 94, 95
— — in Milch 120
— — — Toilettenabstrichen 21, 22
— stellatoidea, Amidase-Spektrum 11
— — in Toilettenabstrichen 21, 22

Sachverzeichnis

Candida stellatoidea, Pathogenitätsprüfung 125
— -Stimulation durch Penicillin 106
— tropicalis, Amidase-Spektrum 11
— — auf gesunder Haut 29
— — bei Endokarditis 81
— — — Fußmykosen 30
— — — Lungenmykose 99
— — — Mastitis 121
— — — Neugeborenen 133
— — — Onychomykosen 39, 40
— — in Milch 123, 124
— — — Sputum 93, 101
— — —, Pathogenitätsprüfung 125
— utilis, Amidase-Spektrum 11
— — in Milch 120
— — —, Stickstoffassimilation 13
—, Verbreitung 21—23
— zeylanoides 11, 39, 125
— — —, Amidase-Spektrum 11
— — —, Pathogenitätsprüfung 125
Candidin für Komplementbindungsreaktion 86
Carbonsäureamide, aliphatische 10
—, aromatische 10
Cephalosporiose 2
Cephalosporium acremonium 2
Cercospora apii 2
Cercosporose 2
Chemotherapie bei Cryptococcose 51
Chinosol in vitro 76
— zur Hefebeseitigung in der Mundhöhle 134
5-Chlor-7-jod-8-oxychinolin in vitro 76
5-Chlor-8-oxychinolin 76
Chlamydosporen als Merkmal 6, 9
Chromomykose 2
Chromsäure 134
Cladosporiose 2
Cladosporium trichoides 2
Cladosporium werneckii 2
Coccidioides immitis 2
Coccidioidomykose 2
Coffein 45, 46
connatale Candidamykose 135
Corticoide in Salben 42
— und mykogene Keratitis 128, 129
Cryptococcose 2, 45—64
—, Chemotherapie 51
— der Haut und des Zentralnervensystems 58—62
—, Krankheitsverlauf 60

Cryptococcose, Serologie 63
—, Vorkommen in Deutschland 61
Cryptococcus albidus, Assimilation 46
— -Arten bei Stubenvögeln 45
—, Assimilationsvermögen 13
— diffluens, Assimilation 46
— laurentii, Assimilation 46
— neoformans 2, 30, 46, 48—51, 52—57, 63, 123—125, 136
— —, Assimilation 46
— — auf gesunder Haut 63
— —, Formvariationen 52—57
— —, Infektion der Lunge 48—51
— — in Milch 123, 124
— —, Pathogenitätsprüfung 125
— —, Zeitraffer-Film 136
—, stärkeähnliche Substanz 6
Cyanacetamid 11
Cyclo-Amidasen 64
Cycloheximid (= actidion) 5, 17, 33
Cyclopropancarboxyamid 11

Debaryomyces kloeckeri in Toilettenabstrichen 22
— —, Pathogenitätsprüfung 125
Dermatophyten bei Onychomykosen 34
— im Industriebetrieb 30
—, Nachweis in Haut und Nägeln 31
Dermatophytien 2, 3
Desinfektionsmittel auf Kresolbasis 22, 23
—, Wirkung auf Hefen 23, 33
3,5-Dibenzyl-tetrahydro-1,3,5-thiadiazin-thion-(2) 77
Dibrompropamidin 77
Dichlorophen in vitro 75
5,7-Dichlor-8-oxychinaldin 76
5,7-Dijod-8-oxychinolin in vitro 76
Doppelinfektionen 31, 34
Durchblutungsstörungen 44

Einteilung der Mykosen und ihrer Erreger 2
Ekzem, folliküläres 26
—, intertriginöses 25
Encephalo-Meningitis durch Cryptococcus neoformans 59
Encyclopaedia cinematographica 136
endogene Faktoren bei Sproßpilz-Komplikationen 115
— Infektion 90
Endokarditis durch Candida parapsilosis 78—85

endothriche Pilze 27
Epidermophytie 2, 3
Epidermophyton floccosum 2, 25
— — aus Inguinalläsionen 25
Erosio blastomycetica 38
Erythrasma 2
Eugenol 134
Europäische Blastomykose = Cryptococcose s. dort
Euterinfektion, experimentelle 121

Fadenpilze in Sporenform 7, 8
Fadenpilzform von Candida albicans 136
fakultativ-pathogene Hefen in Toilettenabstrichen 21, 22
Favus 2
Fermentation 9
Fettsäuren, asymmetrisch verzweigte 91
Fettspaltung 6
Flavotorula 63
follikuläre Candidamykose 27
Fungistasetest 27, 106, 111, 112
Fungizone = Amphotericin B, s. dort
Furadantin-Zusatz zu Nährmedien 17
Furan-2-carboxyamid 11
Fußmykosen im Industriebetrieb 29
Fußsprühanlagen 30

Galaktose 6
Geflügelaufzucht mit antibioticahaltigen Futtermitteln 135
Gemeinschaftsuntersuchungen 20
Generalisierung, Übersicht 2
Genitaltrakt, pilzbefallen, Übersicht 2
Gentianaviolett in vitro 75
Geotrichose 2
Geotrichum candidum 2
Glenosporella loboi 2
Glossitis granulomatosa 26, 32
Glucose 6
Glutamin 11
Glutaminase 10
Griseofulvin 8, 9, 18, 43
Griseofulvinbehandlung, Auftreten von Candida albicans bei 43
Grütz-Kimmig-Agar 5
Guanin-Assimilation 45, 46

Häufigkeit von Candida albicans 19
— — — —, Einfluß verschiedener Faktoren 20

Hansenula anomala, Infektionsversuche 121
— — in Milch 123
—, Assimilationsvermögen 13
Harnsäure-Assimilation 45, 46
Harnstoff-Assimilation 46
Haar, pilzbefallen 2
Haut, pilzbefallen 2
Hefemastitis beim Rind 122—124
Hefemykosen am Kaninchenauge 128
— in der zahnärztlichen Praxis 134
Hefen als Mastitiserreger 119—122, 123—124
— auf gesunder Haut 28
— — Nasenschleimhaut 33
— bei Nagelmykosen 34, 39
— — verschiedenen Tierarten 125, 126
—, Identifizierung von 5
— im Bronchialsystem 92
— — Eutersekret 120, 121
— in Aortenklappe 80
— — der Augenheilkunde 127—130
— — — Mundhöhle 133, 134, 135
— — — Tiermedizin 118—126
—, Verwechslung mit Prototheca 111
Hemispora stellata 2
Hemisporose 2
Hexachlorophen in vitro 75
Hexamidin 77
Histologische Befunde der Kaninchencornea 129
Histologischer Nachweis von Hefen 72, 73
Histoplasma capsulatum 2
Histoplasmose 2
Hormodendrum pedrosoi 2
Hornhauterkrankungen durch Hefen 127
Hühnerembryonen, Infektion mit Hefen 125
Hühner, Sproßpilzflora unter Penicillin 118, 119
humane Mykosen 2
— Pilzstämme 3, 4
Hydroorotsäure 10
Hypoxanthin-Assimilation 45

Identifizierung von Candida-Stämmen 10
Immunisierungsversuche mit Hefen und Dermatophyten 112
Immunitätsreaktionen gegenüber Hefen 107
Interdigitalräume, Candida albicans 19

intertriginöses Ekzem 25
Intracutantestungen mit Candida-
 Extrakt 112
intrapiläres Pilzwachstum 26
intrauterine Hefeinfektion 135
Isonicotinamid 11

Jodtinktur 134

Kahmhaut 6
Kaliumnitrat-Assimilation 46
Kaninchen, Infektion mit Hefen 125
karies-hemmende Wirkung von Hefen
 135
karotinoides Pigment 6
Keloidblastomykose 2
Keratinasen bei Hefen 19, 44
Keratinolyse 43, 44
Keratinomyces ajelloi 2
Keratinomykose 2
Keratinophilie 3, 26
Keratinverwertung durch Candida albi-
 cans 43
Keratitis durch Hefen 127
„Keratoma senile"-ähnliche Herde 26
Klassifizierung mit der „Amid-Reihe" 9
— von Candida-Stämmen 10
— nach LODDER und KREGER VAN RIJ 6
Komplementbindungsreaktion mit Can-
 didin 86
Kreatin-Assimilation 46
Kreatininanstieg bei Amphotericin B-
 Behandlung 87
Kreatinin-Assimilation 45—47
Kreuzresistenz von Candida albicans
 14—19

Lactose 6
Leinersche Erythrodermie als Candida-
 mykose 135
Lipomyces, kreatinin-negativ 47
Loboa loboi 2
Lungencandidiasis 86, 87
Lungenfibrose — Lungenmykose
 103—105
Lungenmykose 48—51, 52—57, 86—87,
 92—107
— durch Candida 96—99
— — — pseudotropicalis 98
— — — tropicalis und C. krusei 99
— — Cryptococcus neoformans 48 bis
 51, 52—57
— Lungenfibrose 103—105

Lungenresektion 50, 51
Lymphogranulomatose und Cryptococcose 58—64

Madurafuß 2
Madurella grisea 2
Maduromykose 2
Mäuse, Infektion mit Hefen 125
Magenulcus und Soorpilz 90
Malachitgrün 17, 66, 75
— in vitro 75
—, Wirkung auf Candida albicans 17
Malassezia furfur 2
Maltose 6
Mastitis und Hefen 119—122, 123—124
Meerschweinchen, Infektion mit Hefen
 125
Melkersson-Rosenthal-Syndrom 26, 32
Merkmale, biologische 6
—, Kahmhaut 6
—, morphologische 3, 4, 6
Methacrylamid 11
Mikrosporie 2
Mikrosporum, Arten 2
Milieueinfluß 20
Mischinfektionen 9, 31
— aus Dermatophyten und Hefen 9
Mischkulturen 6
Monosporiose 2
Monosporium apiospermum 2
Morbus Hodgkin und Cryptococcose
 58—64
Moronal (= Nystatin) 9, 14—19, 25,
 26, 42, 66, 73—75, 77, 127, 131, 134
—, Anwendung im Inguinalbereich 25
Moronalsalbe bei Candida-Folliculitis 26
Moronal bei Vaginalmykose 131
— zur Hefebeseitigung in der Mund-
 höhle 134
Mucinlösung zur Resistenzminderung 114
Mucormykose 2
Mucor pusillus 2
Mundhöhle, Candida albicans 19
Mycelbildung bei Candida albicans,
 Film 136
Mycel, septiert 6
Mycobakterien 10
Mykosen, Einteilung 2

Nadsonia fulvescens in Toilettenabstrichen 22
„Nährboden Mensch" 33

Nährmedien, Bierwürzeagar 11
— für Untersuchungen in der Warburg-Apparatur 14
—, Grütz-Kimmig-Agar 5
—, Haaragar 27
— mit Furadantin-Zusatz 17
— ohne verwertbaren Kohlenstoff 12
— — — Stickstoff 12
—, Raulinsche Lösung 5
—, Reisagar, s. dort
—, Tellurit-Agar 6
Nagelmykose 2, 18, 34, 43, 66
— durch Candida albicans 43, 66
Nagelmykose und Hefen 18
Nagel pilzbefallen 2
Nativpräparat 5, 7, 24, 25, 29, 30, 36, 132
— bei Fußmykosen 29, 30
— — Vaginalmykose 132
— von Bierschleim 36
Nektarhefe 30, 39
Neugeborenen-Gefährdung durch Hefepilze 132—133
Nicotinamid 11
Nipasol bei Candidamykose 111
"Noble Agar" Difco 12
Nocardia asteroides 2
— minutissima 2
— tenuis 2
Nocardien 2, 10
Nocardiose 2
Nomenklatur 1—5
—, Arbeitskreis für 1
— -Kommission 3
— -regeln 4, 5
Nordamerikanische Blastomykose 2
Nystatin (= Moronal), s. auch dort 9, 14—19, 25, 26, 42, 66, 73—75, 77, 127, 131, 134
— bei Keratitis 127
— -salbe bei Paronychie 42
—, Resistenz von Candida albicans 14—19
—, Wirkungsweise 14

Ohr, pilzbefallen 2
Ondroly 134
Onychomykosen s. Nagelmykosen
3-β-Oxyäthyl-5-benzyl-tetrahydro-1,3,5-thiadiazin-thion-(2) 77
8-Oxychinolin-sulfat in vitro 76

Paracoccidioides brasiliensis 2
Paracoccidioidomykose 2
,,parasitäre" Form der Haarpilze 27
— Hefebesiedlung 73
Parkertinte 24
Paronychie 19, 32, 34—38, 43, 66, 72
— als Hausfrauenkrankheit 32, 34, 38
— bei Bierbrauern 38
— der Gastwirte (= Paronychia cauponum) 34—38
— durch Candida albicans 19, 66
PAS-Reaktion 26
Pathogenität von Hefen 24, 114, 125, 126
Pemphigus vulgaris und Candida-Erkrankung 115
Penicillin als Nährbodenzusatz 5
—, Einfluß auf Sproßpilzflora bei Hühnern 118—119
Penicilliose 2
Penicillium spinulosum 2
Pepton 6
perifolliculäre Candidamykose 27
peripiläre Epithelscheiden 26
Peyronellaea species 2
Peyronellaeose 2
Phenole 33
Phenylmercuridinaphthylmethan 42
Phenylquecksilberborat in vitro 42, 75
Phycomykose 2
Pichia farinosa in Milch 123, 124
— fermentans im Bronchialsekret 94, 95
— —, Pathogenitätsprüfung 125
Piedra alba 2
— nigra 2
Piedraia hortai 2
Pigment, karotinoides 6
Pilzantikörper-Nachweis 27
Pilzbefallene Körperteile 2
Pilze, Benennung 1, 2
Pilznachweis in Nägeln 40
Pilztoxine 27
Pimaricin 44
Pityriasis versicolor 2
Pityrosporum ovale 72
Plättchen-Test zur Resistenzbestimmung 18
Pneumocystis carinii, Beziehung zu Prototheca 110, 111
— —, Deutung als Hefeart 110
— —, Entwicklungscyclus 109, 110
— —, Kulturversuche 110, 111
— —, taxonomische Stellung 108—110

Sachverzeichnis

Pneumocystosen 108—111
primäre Candidamykose des Nagels 43
l-Prolin 10
Propionamid 11
Propionamidase 10
Prototheca, Verwechslung mit Hefen 111
Pseudomycelbildung, Film 136
— in der Hornhaut 129
Pyocid 134
Pyoktanin 25, 42
Pyrazinamid 11

Quats 33
Quecksilberverbindungen 42

Raffinose 6
Raulinsche Lösung 5
Reihenverdünnungstest zur Resistenzbestimmung 18
Reisagar 5, 8, 18, 134, 136
— für mikrokinematographische Untersuchungen 136
— zur Schnelldiagnostik 18
Reisagarplatte, Abbildung 7
Resistenzanalyse 17
Resistenzbestimmung durch Plättchen-Test 18
— — Reihenverdünnungs-Test 18
Resistenzminderung durch Mucin 114
— und Hefemykose 114
Resistenz von Candida albicans 14—19
Rhinitis allergica durch Candida albicans 32
Rhinosporidiose 2
Rhinosporidium seeberi 2
Rhodotorula-Arten auf gesunder Haut 29
Rhodotorula, Assimilationsvermögen 13
—, karotinoides Pigment 6
— mucilaginosa in Milch 120
— rubra 2, 120, 125
— — in Milch 120
— —, Pathogenitätsprüfung 125
— species in Toilettenabstrichen 21
Rhodotorulose 2
Röntgenbestrahlung des Nagelfalzes 42
Röntgenbild bei Lungenmykosen 100 bis 103, 106—107
Rubrotorula 63

Saccharomyces carlsbergensis in Toilettenabstrichen 22
— cerevisiae 30
— fragilis in Milch 123, 124

Saccharose 6
Salicylamid 11
Saprophytäre Hefebesiedlung 73
Schimmelmykosen 2
Schnelldiagnostik 17, 18
— auf Reisagar 18
Schwanniomyces occidentalis in Toilettenabstrichen 22
Scopulariopsidose 2
Scopulariopsis brevicaulis 2
Sensibilität von Candida albicans gegenüber Nystatin, Amphotericin B und Trichomycin 15
Sepsis durch Candida albicans 117
— — — pseudotropicalis 83
— nach Zahnextraktion 83
Seroreaktionen 27, 63, 106
— bei Candidamykosen 27
— — Cryptococcose 63
Serum-Harnstoffwerte bei Amphotericin B-Behandlung 89
Sol. Castellani 25, 42, 66
Soormykose (= Candidamykose s. dort)
Sporobolomyces albo-rubescens in Toilettenabstrichen 22
— salmonicolor 2
— — in Milch 120
Sporobolomykose 2
Sporotrichose 2
Sporotrichum schenckii 2
Sproßmycel in Haarfollikel 26, 27
Sproßpilze in Fadenform 7, 8, 136
Sputumbefunde 89, 90, 93, 94 104
Stärkeähnliche Substanz bei Cryptococcus 6
Stickstoff-Assimilation 12
Stimulierung von Sproßpilzen durch Antibiotica 113
Stoffwechselleistungen der Mycobakterien und Nocardien 10
Streptomyces somaliensis 2
Streptomycin als Nährbodenzusatz 5
Streptomykose 2
Succinamid 11
Succinamidase 10
Systematik 1—5
—, Arbeitskreis für 1
Systemmykosen 2

Taubenkot und Cryptococcus neoformans 62—64
Tellurit-Agar 6

Sachverzeichnis

Temperaturverhalten 3
Terminologie, klinische 4
Tetracycline und Generalisation einer Candida-Infektion 114
1,2,3,4-Tetrahydro-9-fluorenon in vitro 75
Tetrahydro-1,3,5-thiadiazin-2-thion-Derivate 77
Theobromin 45, 46
Theophyllin 45, 46
Therapie s. Antimykotica
Therapiebedingte Hefebesiedlung 113 bis 118
Thiophen-2-carboxyamid 11
Thrombophlebitis durch Candida albicans 117
Thrombus mit Candida albicans 116
Tiermykosen 1, 2, 118—126
Tierversuche zum Pathogenitätsnachweis 125, 126
Tinea inguinalis 24
— nigra 2
Toiletten und Übertragung von Hefen 21—23
Torulopsidose 2
Torulopsis aeria auf gesunder Haut 29
— — in Milch 120
— —, Pathogenitätsprüfung 125
—, Assimilationsvermögen 13
— candida auf gesunder Haut 29
— — in Milch 120, 123, 124
— —, Pathogenitätsprüfung 125
— dattila auf gesunder Haut 29
— — im Sputum 93
— — in Toilettenabstrichen 22
— ernobii in Toilettenabstrichen 22
— famata auf gesunder Haut 29
— — in Milch 120
— —, Pathogenitätsprüfung 125
— glabrata 2, 93, 94, 95, 120, 123, 124, 125, 130, 131, 132
— — im Bronchialsekret 94, 95
— — — Sputum 93, 94, 95
— — — Vaginalsekret 130—132
— — in Milch 120, 123, 124
— —, Pathogenitätsprüfung 125
— globosa im Bronchialsekret 94, 95
— — in Milch 123, 124
— gropengiesseri in Toilettenabstrichen 22
— inconspicua in Milch 120
—, kreatinin-negativ 47
— pseudaeria in Milch 120

Torulopsis sake auf gesunder Haut 29
Torulose (= Cryptococcose) s. dort
Trichomoniasis und Vaginalmykose 131
Trichomycin 14—19, 42, 73, 74, 77
—, Resistenz von Candida albicans 14—19
— -Salbe bei Paronychie 42
Trichomykose 2
Trichonat (= Trichomycin) s. dort
Trichophytie 2, 4, 91, 92
—, histologische Veränderungen 91
—, systematisierte 92
Trichophyton, Arten 2, 3
— mentagrophytes bei Nagelmykose 34
— rubrum 4, 7
— — aus Inguinalläsionen 25
— schönleinii 2
Trichosporonarten in Bierschleim 35
Trichosporon, Assimilationsvermögen 13
— beigelii 2
Trichosporon cutaneum auf gesunder Haut 29
— — bei Onychomykosen 40
— — im Sputum bei Lungenfibrose 104
— — in Milch 120, 123, 124
— —, Pathogenitätsprüfung 125
— —, Zeitraffer-Film 136
— infestans in Milch 120
—, kreatinin-negativ 47
— pullulans in Milch 120
Trichosporose 2
Tsuchiya, serologische Methoden 3, 9
Tuberkulose und Hefebefunde 107
— — Lungenmykose 99

Urea 11
Urease 10

Vaginalfluor und Candida albicans 19, 20, 65 130—133
Verdauungsorgane, pilzbefallen 2
Verticilliose 2
Verticillium cinnabarinum 2
Virulenzgrad 21
Volumenpuls 37
Vulvovaginitis mykotica 130

Warburg-Apparatur 14—19, 23
Weinhefe 134
Wirkungsweise von Nystatin 14

Xanthin-Assimilation 45, 46

Zahnarzt und Hefen 134
Zentralnervensystem, pilzbefallen 2
Zuckervergärung 9, 10

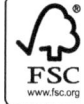

MIX
Papier aus verantwortungsvollen Quellen
Paper from responsible sources
FSC® C105338

If you have any concerns about our products,
you can contact us on
ProductSafety@springernature.com

In case Publisher is established outside the EU,
the EU authorized representative is:
**Springer Nature Customer Service Center GmbH
Europaplatz 3, 69115 Heidelberg, Germany**

Printed by Libri Plureos GmbH
in Hamburg, Germany